예방의학사
YB HEALTH CARE & MEDICAL BOOKS

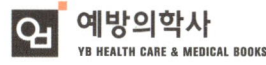

밸런스트레이닝과 필라테스강사들을 위한

미니볼 필라테스 교과서

MINI BALL PILATES

(개정판)

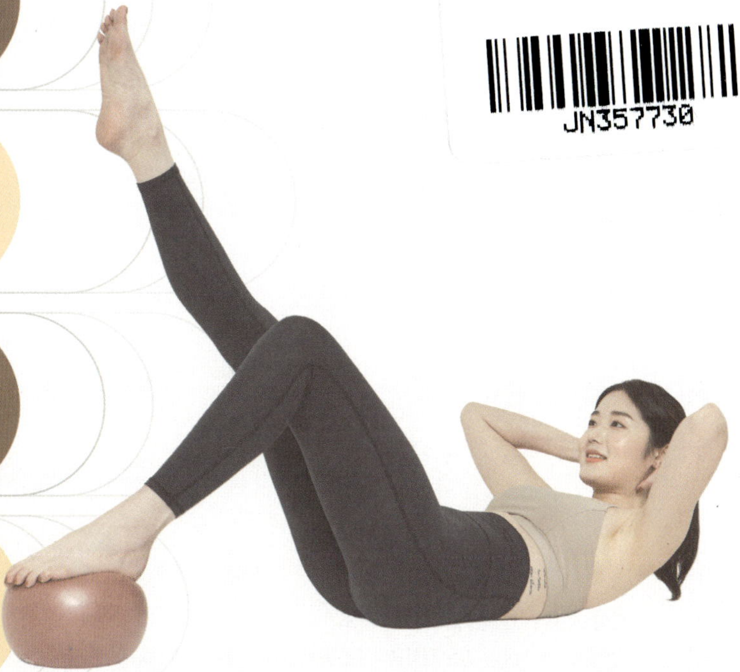

대표저자 김새롬

홈 필라테스 및 필라테스 강사를 위한

미니볼 필라테스 교과서 Mini Ball Pilates

초판 1쇄 발행 2020년 5월 18일
초판 1쇄 인쇄 2020년 5월 18일

저　　자 김새롬, 백형진, 양지혜, 김수연, 권지혜, 서형선, 정희정, 김희원, 염서울, 정지광, 오승원
의상협찬 배럴(BARREL)
모　　델 정희정, 권지혜, 서형선
편　　집 백형진, 백은영

펴낸곳 예방의학사
문의처 010-4439-3169
이메일 prehabex@naver.com

인쇄·편집 금강기획인쇄(02-2266-6750)

가　격 15,000원
ISBN 979-11-89807-32-0

※ 저자와의 협의에 의해 인지를 생략합니다.
※ 이 책은 저작권법에 의해 보호를 받는 저작물이므로 동영상 제작 및 무단전제와 복제를 금합니다.
※ 잘못된 책은 구입하신 서점에서 교환해 드립니다.

이 도서의 국립중앙도서관 출판예정도서목록(CIP)은 서지정보유통지원시스템 홈페이지(http://seoji.nl.go.kr)와 국가자료종합목록 구축시스템(http://kolis-net.nl.go.kr)에서 이용하실 수 있습니다. (CIP제어번호 : CIP2020019524)

대표저자

김새롬 (대표저자)

PMA(pilates method alliance) NCPT 자격 취득
CRS(Conditioning caRe Specialist) 자격 취득CORE
PILATES INSTRUCTTOR
Gym Ball / BOSU /TRX SUSPENSION Master Ceritifiacte
부천시 보디빌딩&뷰티바디 -165 1위 &
그랑프리INBA bikini -165 3위

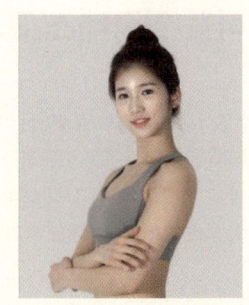

공동저자

백형진
Ph.D 의학박사. DO. DN
동국대 및 가천대 대학원 겸임교수
헬스케어 웨이브 대표

양지혜
인덕대학교 방송뷰티학과 외래교수
차의과학대학교 의학과 통합의학박사
밴드 필라테스 교과서 대표저자 외 다수 공저

김수연
CORE PILATES INSTRUCTTOR
CRS (Conditioning caRe Specialist) 자격 취득
서클링 필라테스 교과서 공동저자 외 다수 공저

정희정
코어 필라테스 연구회 연구원
BM필라테스 공채교육 보조강사
BM필라테스&PT 목동점 강사

권지혜
코어 필라테스 연구회 연구원
BM 공채교육 보조강사
BM 필라테스&PT 마곡나루지점 강사

서형선
BM 필라테스&PT 당산점 강사
STOTT PILATES 부상/특수질환 재활과정 이수
STOTT PILATES INTERNATIONAL INSTRUCTTOR

김희원
제이핏 필라테스 원장
Peak pilates 사전레슨 강사
전) 칼로바이 서포터즈

염서울
바디멀티필라테스 매니져
Healing Massage 공동역자
前) 스테디 필라테스 필라테스 원장

정지광
前)버클필라테스&피티 대표
컨디셔닝케어 전문가(CRS)
슈로스(schroth method) 전문가

오승원
전남대 교육대학원 체육교육학과 운동생리학 석사
IFGA 교육협회 전임교육강사
PILATES INSTRUCTOR

미니볼 필라테스 교과서 ....

조셉 필라테스는 2차 세계대전 때의 부상병과 전문 무용수들을 케어하기 위해 자신의 이름을 따 필라테스라는 운동을 고안하였다. 필라테스는 코어를 중심으로 한 운동으로 재활운동에 기초를 두고 있으며, 오랜 좌식 생활로 인해 체형이 틀어지거나 잘못된 습관으로 생겨난 통증 등 운동이 부족한 현대인에게도 무리없이 적용가능하다.

일반적으로 필라테스협회에서는 맨몸으로 하는 매트필라테스와 4가지의 필라테스 대표기구(캐딜락, 리포머, 바렐, 체어)를 이용한 기구필라테스 과정까지만 진행 되는 곳이 대부분이다. 하지만 현장에서는 매트와 기구만으로는 프로그램의 다양화와 단계적인 난이도 조절에 어려움이 있다. 이러한 난항을 해소하기 위해서 많은 필라테스 지도자들이 주말에 시간을 내어 교육과 워크샵, 세미나 등을 듣거나 근무시간 틈틈이 필라테스 영상을 찾아보게 된다. 적절한 소도구의 활용은 프로그램의 연결성과 단계적인 난이도 조절을 할 수 있으며, 회원 개개인에 맞는 질 좋은 수업을 만들어 줄 수 있다.

필라테스는 속근육을 발달시키는 것을 목적으로 하며, 동작의 강도를 조절하고 싶을 때 사용하는 여러가지 소도구 중에는 "미니볼"이 있다. "미니볼"은 공 안의 공기의 양을 조절하여 지지·저항 운동에서의 난이도를 설정할 수 있는 탄성이 있는 공이다. 신체 특정 부위에 끼우거나 기대는 방식으로 사용할 수 있고, 말랑하고 가벼워 떨어뜨리거나 부딪혀도 부상의 위험이 적으며, 좁은 공간에서도 활용할 수 있는 소도구다.

미니볼을 활용하게 될 경우, 공의 움직임 확인으로 맨몸일 때보다 신체에 대한 인지가 향상되고, 전신의 움직임에 빠르게 집중할 수 있게 된다. 이는 코어의 활성화를 더욱더 높이고, 전신의 협응으로 이어져 상·하지의 근육을 기르는 데에 도움이 될 것이다.

단순히 동작의 다양성을 위해서가 아닌 단계별 프로그램을 위해 소도구의 활용은 필수적이며, 소도구의 특성을 고려하여 기존에 알고 있는 동작, 미쳐 생각하지 못한 동작들을 이 책에 담으려 한다.

2020년 4월 1일
대표저자 김 새 롬

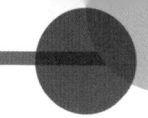

Contents

서문

1. 미니볼 필라테스의 효과	6
2. 미니볼 필라테스의 특성	7
3. 미니볼 필라테스의 장점	8
4. 필라테스의 12가지 원리 이해와 적용	9
5. 미니볼 기본 자세 및 활용 자세	11
6. 미니볼을 활용한 기본 자세	12
7. 포지션별 미니볼 필라테스 운동법(205가지)	18
Supine (95가지)	20
Sitting (51가지)	72
Sidelying (18가지)	100
Prone (15가지)	112
Kneeling [4point, 2point] (13가지)	122
Standing (13가지)	130

미니볼 필라테스의 효과

조셉 필라테스 (Joseph Pilates)는 동물의 자연스러운 움직임에 대한 관찰을 기초로 그의 동작 요법을 "조절학(Contrology)" 이라고 부르며 그것을 "육체, 정신 및 영의 완전한 협조"라고 표현 했다. 필라테스 방법의 기초와 핵심은 몸 전체의 완벽한 통제와 균형을 유지할 수 있게 고안된 일련의 훈련법이라는 것이다. 필라테스가 다른 운동 유형과 다른점은 고립 운동보다는 전체적인 기능적 운동 패턴을 중요시 여기고 가르친다는 것이다. 필라테스는 몸이 일상생활에서 움직이는 방식대로 몸을 사용하기 위해 고안되어, 필라테스를 하는 동안 몸과 마음, 정신이 함께 작용하여 생리적, 심리적 조화를 이룰 수 있다.

조절학을 통해 우리는 먼저 자신의 몸에 대한 완전한 통제권을 얻은 다음 운동의 적절한 반복을 통해 점차적,점진적으로 자연스러운 리듬과 모든 잠재의식 활동과 관련된 조정을 습득하게 된다. 이러한 운동 학습은 경험이나 연습을 통해 신체의 응답 능력을 변화시키며, 운동의 정확도를 향상시키는 과정에서 근육을 효과적이고 효율적으로 활용하는 능력을 향상 시켜준다.

그 중에서도 미니볼을 활용한 필라테스는 핵심 근육을 강화하고 운동을 수행할 때 신체를 안정화 시키는 데 도움을 준다. 핵심 안정화 외에도, 움직임 패턴을 사용하여 정렬, 균형, 신체 피드백 및 인식에 중점을 둔다. 다양한 상황에서 운동 패턴을 연습하고 경험하면서 새로운 운동 패턴을 더 빨리 배울 수 있다는 점을 깨닫고, 이러한 관점에서 강사는 고전적인 방법 뿐만 아니라, 고객이 안전하고 효과적인 정보를 얻을 수 있는 효율적인 운동 방법을 만들어야 한다.

미니볼 필라테스의 특성

 필라테스에서 미니볼을 사용하는 운동이 효과적인 이유 중 하나는 열린사슬운동(OKCE)과 닫힌사슬운동(CKCE)을 자유자재로 넘나들 수 있다는 것이다. 닫힌사슬운동이란 신체의 말단부를 고정시켜 놓고 몸의 중심부를 움직이는 운동을 말한다. CKCE의 예로는 '스쿼트' 동작이 있는데, 이는 몸에서 먼 발을 한 쪽 면에 고정하고 체중을 지지하여 몸의 중심부인 골반의 움직임을 만들어 내는 운동이다. '스쿼트' 운동 중에는 신장성 수축과 단축성 수축이 동시에 작용하는데, 이 상호수축은 슬관절에 가해지는 대퇴-경골 관절면의 전방으로 가해지는 전단력(shearing force)를 줄여 주고 OKC 운동 시 발생할 수 있는 무릎인대나 슬개-대퇴관절에 과도한 스트레스로부터 보호할 수 있다. CKCE는 계단을 오른다던가 물건을 줍기 위해 앉았다 일어나는 등의 일상 행위에서 유사하게 나타나기 때문에 OKCE에 비해 보다 기능적인 개선에 도움이 된다.

 열린사슬운동이란 몸의 중심에 가까운 부위를 고정시켜 놓고 신체 말단부를 움직이는 운동을 말한다. OKCE의 예로는 '레그서클'이 있는데, 이는 몸의 중심을 고정하고 다리의 움직임을 만들어 내는 운동이다. 필라테스의 동작에서는 몸통을 고정한 상태에서 팔다리를 움직이는 열린사슬 운동이 많다. 이를 올바르게 운동하기 위해서는 높은 안정성을 필요로 하는데 필라테스 장비와 미니볼은 코어와 하지·상지의 힘을 연결해주어 운동의 대부분을 닫힌사슬운동으로 만들 수 있으므로, 안정감을 높이고 통제력을 강화시킬 수 있다.

 또한, 미니볼의 불안정성은 정상적인 열린사슬운동 보다 훨씬 많은 핵심 안정성을 필요로 하기 때문에 특정 근육 강화와 동시에 코어 강화 효과를 볼 수 있으며, 근육 인지 능력, 유연성, 민첩성, 밸런스 향상에도 도움이 된다.

미니볼 필라테스의 장점

첫 번째, 미니볼은 필라테스 스튜디오 뿐만 아니라 집,야외 등 어디에서든 활용 가능한 다목적 소도구다. 미니볼의 지름은 20-25cm임에도 불구하고 스튜디오 장비에서 일반적으로 수행되는 많은 동작을 유사하게 할 수 있다.

두 번째, 미니볼 공기의 양을 조절하는 것만으로도 필라테스 운동의 난이도를 쉽게 조절할 수 있다. 필요에 따라 개개인의 신체에 맞추어 보조하는 도구로 활용하여 난이도를 낮춰줄 수 있고, 저항성을 높여 운동의 효과를 극대화 시켜주어 난이도를 높여줄 수도 있다. 예를 들어, 미니볼을 베개로 사용하면 목과 어깨의 스트레스가 감소하여 다른 특정 운동 부위에 더 쉽게 집중할 수 있게 되고, 미니볼을 엉덩이 아래에 놓고 위에 누워 '헌드레드'를 진행하면 불안정한 상태에서 골반의 균형을 맞추며 실시해야 하기 때문에 난이도가 더 높아질 수 있다 .

세 번째, 코어 활성화 및 안정화, 신체의 조정능력, 균형능력 향상에 큰 도움을 줄 수 있다.
예를들어 특정 운동을 하는 동안 미니볼이 움직여서는 안되는데, 이는 미니볼이 움직이면 힘의 연결이 끊어져서 안정성이 떨어지거나, 몸의 정렬이 틀어져 균형이 불안정해졌다는 것을 의미한다. 이렇게 운동 중에 지속적으로 피드백을 받을 수 있어 운동을 올바르게 수행했는지 여부를 느끼고 깨닫는데 도움이 된다.

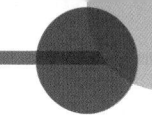

필라테스 12가지 원리의 이해와 적용 ....

1. 집중 (Concentration)

필라테스 동작에 집중하여 신체와 정신을 연결해야 하는데, 특히, 미니볼 필라테스는 미니볼이라는 불안정한 도구를 활용해 실시하기 때문에 동작을 바르게 이해하기 위해서는 가장 먼저 동작에 집중하여 신체의 어느 부위든, 어떤 움직임이든 간과해선 안되고 지금 하고 있는 동작에 집중해서 실시해야 한다.

2. 조절 (Control)

동작의 처음부터 끝까지 집중하여 신체의 모든 움직임을 조절해야 한다. 미니볼을 이용하면 자연스럽게 무게 중심을 잡는 과정에서 크게 보이는 몸의 동작뿐만 아니라, 손가락, 머리, 발가락까지의 자세, 허리의 만곡, 손목의 회전, 다리의 벌림이나 오므림까지도 조절해야 하기 때문에 조절 능력을 향상시키는데 도움이 된다.

3. 호흡 (Breathing)

필라테스 호흡법을 이용하여 파워하우스를 강화시키는 효과가 있는데, 미니볼 필라테스를 하는 동안 파워하우스에 집중한 상태에서 흉곽의 움직임을 위주로 하는 호흡법을 이용하여 동작을 해야 한다.

4. 중심화 (Centering)

늑골 하부에서 장골능 사이의 부위가 '코어(core)'인데, 조셉은 이를 '파워하우스'라고 했다. 코어는 모든 신체 동작의 시작이며, 필라테스의 목적은 코어를 안정화하는 것이다. 미니볼의 특성이 불안정성으로 코어를 활성화하는데 특화된 소도구로 다른 도구보다 코어 트레이닝에 특화되어 있다.

5. 정확성 (Precision)

미니볼 필라테스를 하는 동안 각 동작은 '양'보단 '질'이 우선적으로 고려되어야 한다. 운동 중에 미니볼의 움직임을 컨트롤할 수 있는 범위 내에서 정확한 동작으로 실시해야 한다.

6. 유동적 움직임 (Flowing Movement)

미니볼 필라테스 동작은 뻣뻣하거나, 너무 빠르거나, 너무 느리지도 않게 속도를 부드럽게 조절하여야 한다. 동작을 처음부터 끝까지 부드럽고 유동성 있게 해야 한다.

7. 인식(Awareness)
인체의 감각을 인식하여 의식적인 조절을 하고자 하는 것이다. 인체의 감각과 정보에 집중하고 인식하여야 무의식적인 반사적 동작을 하지 않게 된다. 운동 중 미니볼의 움직임을 통해 신체의 불균형 및 불안정성 등을 즉각적으로 확인하여 동작을 올바르게 하고 있는지 쉽게 인지할 수 있고, 운동의 집중력을 높일 수 있다.

8. 신연(Lengthening)
조셉은 모든 동작에 신연을 포함시켰다. 관절의 신연이 일어나면 관절은 최대의 동작 범위로 가동되며, 코어는 최대한 멀어져 지렛대 효과를 가져온다고 했다. 필라테스 동작에서 관절의 신연 시 근육은 관절의 최대 동작 범위와 저항의 최대치로 운동할 수 있다. 구심성 수축이 일어나는 운동만이 아니라 원심성 수축이 일어날 수 있게 움직이며 코어의 적절한 지지가 있어야 하며 미니볼 운동 시 특히 이 부분이 중요하다.

9. 정렬(Alignment)
호흡은 근육의 작용으로 이루어진다. 호흡근의 대부분은 자세를 유지할 때 사용되는 근육이므로, 미니볼 필라테스를 하는 동안 호흡과 자세는 바른 정렬을 유지하는데 적용되는 것이며, 올바른 호흡은 올바른 자세에서 이루어지는 것이다.

10. 척추의 분절화(Spinal articulation)
조셉은 '롤링' 동작에서 척추의 신연과 분절을 강조하였다. 척추의 분절 시 척추의 작은 근육들을 포함한 모든 근육을 운동시키고 작은 근육들이 발달되면서 자연적으로 큰 근육들을 강화하는데 도움이 된다고 하였는데, 특히, 미니볼을 활용하면 반중력상태로 척추의 부담을 덜어주며, 미세 조절로 강화와 분절화에도 도움이 된다.

11. 협응성(Coordination)
조셉은 신체와 정신의 완벽한 균형이란 '신체와 정신의 완벽한 협응' 이라고 했다.
협응이란 다수의 근육들이 연합하여 복잡한 동작을 만드는 것이라고 하였고, 협응성을 통하여 동작의 유동성을 만들 수 있으며, 한 동작에서 다음 동작으로 부드럽게 전환시킬 수 있어야 하기 때문에 미니볼 필라테스에서 제시하는 다양한 시퀀스와 베리에이션을 통해 협응성을 높일 수 있다.

12. 지속(Persistence)
운동의 효과는 장시간에 걸쳐서 점진적으로 나타나게 되는데, 지속력은 특히 필라테스 초보자에게 강조되는 원리로 미니볼을 통해 끊임없이 근육의 자극을 주며 지속적 운동의 효과를 누릴 수 있다.

미니볼 필라테스 기본자세

 모든 운동에서나 마찬가지로 미니볼 필라테스에서도 기본자세가 매우 중요하다. 잘못된 자세에서의 운동은 근육의 손상과 급·만성 통증을 야기하고, 부상으로 인해 운동 효과를 떨어뜨려 운동을 중단하게 되는 직접적인 원인이 된다. 따라서 미니볼 운동의 기본자세가 책에 제시되고 있는 모든 자세에서 적용됨을 주의하고, 각 동작에서 오류 동작이 나오지 않도록 주의해야 한다.

다음은 모든 동작의 기본자세를 설명한 것이다

◎ 필라테스의 원리를 잘 접목하여 동작을 실시해야 한다.
◎ 동작에서 경추, 흉추, 요추는 해부학적 기본자세인 중립을 유지한다.
◎ 중립자세를 벗어난 척추의 과도한 굴곡, 신전은 상해의 원인이 되므로 주의한다.
◎ 시선은 정면을 보며, 동작에 따라 시선을 이동해야 한다.
◎ 가슴은 펴고, 견갑골을 약간 척추 쪽으로 모은 자세를 유지해야 한다.
◎ 복부 근육의 긴장감을 유지하며, 복강 내의 일정한 압력이 존재해야 한다.

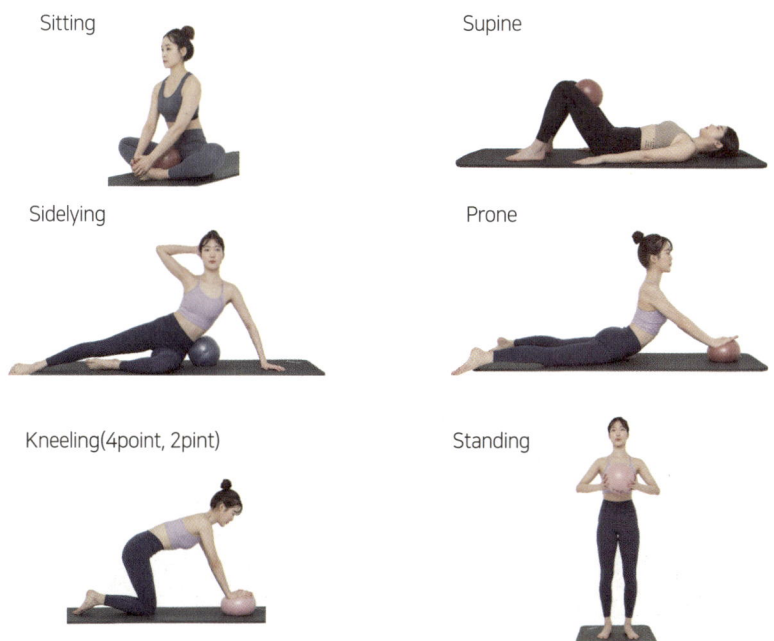

Sitting

Supine

Sidelying

Prone

Kneeling(4point, 2pint)

Standing

미니볼을 활용한 기본자세

베게(Pillow)

미니볼의 공기압이 적정한지 체크하는 방법은 두 다리를 구부린 상태에서 등을 대고 바닥에 누워 머리 아래 베개처럼 대고 손을 골반 옆에 놓고 머리를 뒤로 젖혀 보면 알 수 있다. 이 때, 미니볼이 과도하게 들어가거나, 머리를 밀어내지 않아야 적당한 공기압이라고 할 수 있다. 미니볼을 베개로 활용 시 목과 어깨의 긴장을 줄여주는데 도움이 되기 때문에 운동 중에 복부와 코어에 더 집중할 수 있다.

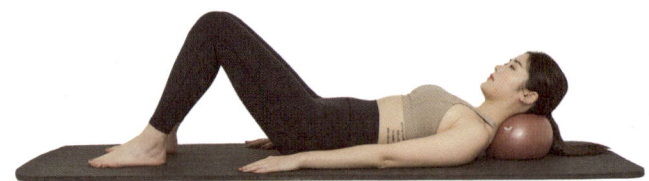

스몰 배럴 (Small Barrel)

고관절과 무릎을 90도 각도로 구부린 상태에서 양손은 골반 옆에 바닥을 짚고 미니볼을 꼬리뼈 뒤에 놓는다. 한 쪽 다리를 뻗으며 체중을 손에서 팔꿈치로 이동시키며 상체를 뒤로 눕히고 몸을 앞뒤로 움직여 미니볼의 위치를 조정할 수 있다. 미니볼의 특성을 활용하여 척추를 지지해 코어를 활성화 시키고, 배럴을 대체하여 유사한 운동 방법들을 수행 할 수 있다.

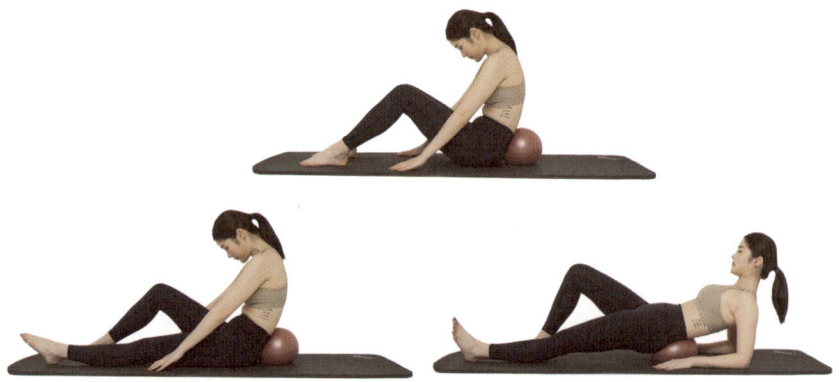

풀 컬 (Full Curl)

다리를 골반 너비로 벌리고, 미니볼을 골반 뒤에 놓고 무릎을 구부리고 앉아 양손을 바닥에 놓는다. 꼬리뼈를 약간 들어올린 후 꼬리뼈를 발 쪽으로 움직여 미니볼이 견갑골 쪽으로 구르도록 한다. 미니볼이 견갑골의 후면에 위치하면 꼬리뼈를 매트에 내려 놓고 양손을 머리 뒤에 놓는다. 미니 볼의 위치를 변경하여 유연성과 안정성을 요하는 동작을 응용할 수 있다. 미니볼이 등 아래에 있을수록 척추의 아치의 크기가 커져 자세가 더 불안정해진다.

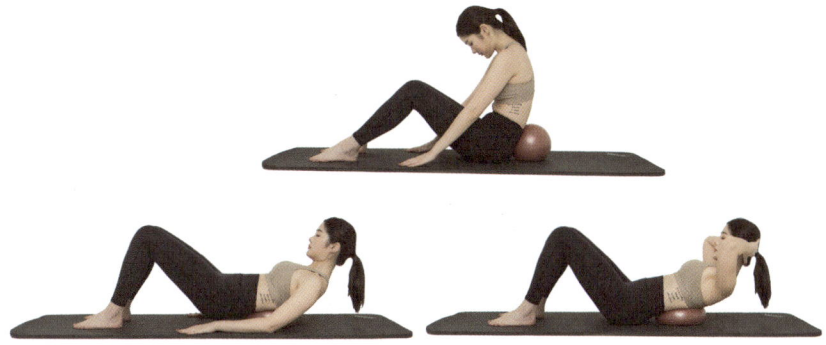

사이드 킥 (Side Kicks)

옆구리 아래에 미니볼을 놓고 옆으로 누워, 아래쪽 다리를 90도로 구부리고 팔꿈치를 구부려 매트 위에 놓는다. 위쪽 손은 몸통 앞에 놓고, 위쪽 다리는 길게 뻗어 안정감 있게 몸을 지지한다. 시선은 몸통을 지지하고 있는 팔꿈치의 손끝을 보며 목을 보호한다. 이 운동 중 미니볼의 움직임은 동작이 불안정하다는 것을 알려주며, 미니볼을 움직이지 않게 제어할 수 있는 범위에서 실시해야 한다.

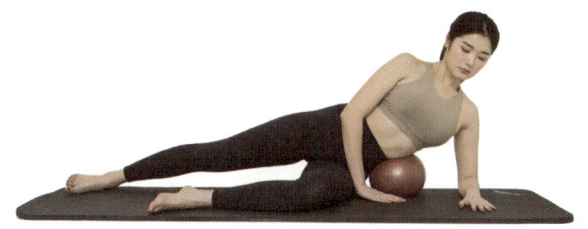

사이드 싯업 (Side Sit-Ups)

한 쪽 다리를 편안하게 앞쪽으로 구부린 상태에서 반대쪽 다리를 몸 쪽에 맞춰 옆으로 뻗는다. 아래쪽 골반과 허리 사이에 미니볼을 놓고 기대어 아래쪽 팔의 팔꿈치와 손바닥으로 바닥을 지지 하고, 반대쪽 손은 머리 뒤에 놓는다. 각 신체의 길이와 비율이 다르기 때문에 미니볼의 위치를 신체에 맞게 조정해야 한다. 미니볼의 크기나 공기의 양도 이 운동에서 미니볼의 위치에 중요한 역할을 하므로 편안하게 미니볼의 지지를 받으며 위로 상체를 들어올릴 수 있는지 확인해야 한다.

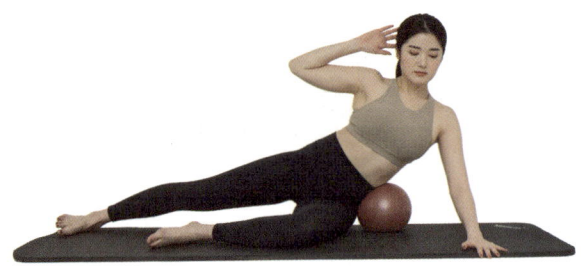

풋 플랙스 (Foot Flexed)

다리를 골반 너비로 벌리고, 척추를 바로 세워 앉는다. 양손은 골반 옆에 두고 미니볼이 발 아치 사이에 있는지 확인한다. 미니볼이 발 사이에 있더라도 미니볼을 조이는 동작은 안쪽 허벅지 상단에서 나오므로 골반저근을 수축하고 힘을 연결하는데 도움이 된다. 발이 무릎, 골반과 올바르게 정렬되어 있는지 확인해야 한다. 운동 중 미니볼의 움직임은 허벅지 내전근 사이의 힘의 연결이 끊어졌거나 일정하지 않음을 의미하므로 움직이지 않게 주의한다.

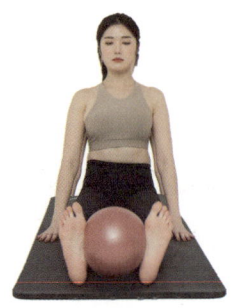

니 플랙스드 (Knee Flexed)

바닥에 누워 다리를 접어 무릎 사이에 미니볼을 두고 눕는다. 미니볼의 주요 활용법 중 하나로 미니볼의 위치에 따라 자극 받는 위치가 달라지며, 내전근과 골반저근 및 허벅지를 활성화시켜 골반 교정과 골반을 안정화 하는 데 도움이 된다.

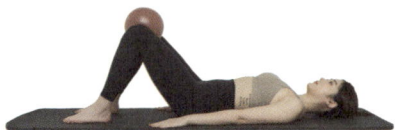

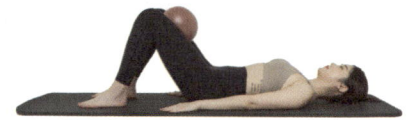

핸드 / 리스트 온 탑 (Hands / Wrist on Top)

매트 위에 엎드려 팔을 머리 위로 뻗어 미니볼 위에 놓는다. 이 자세에서 시작하는 운동의 경우 미니볼에 손이나 손목을 두는 것은 어깨를 연결시켜 가동성과 견갑골의 안정성과 힘, 그리고 통제력을 향상시키기 위함이다. 일반적으로 미니볼이 팔꿈치에 가까울수록 운동 중 척추에 더 큰 아치가 만들어진다. 미니볼을 누를 때 손목의 부상에 주의하며 운동 중에 팔, 팔뚝, 손목 및 손가락이 바르게 정렬되어 있는지 확인해야 한다. 바닥에 엎드려 있을 때 머리부터 척추까지 일직선이 되도록 정렬을 맞춘다.

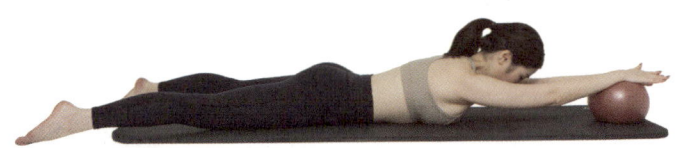

핸드 온 더 사이드(HANDS ON THE SIDES)

매트에 누워 발을 뻗어내고 양손으로 미니볼을 잡아 골반 앞에 둔다. 운동 중에 미니볼을 너무 강하게 누르지 않고, '롤업' 하거나 '롤다운' 할 때 바퀴처럼 손 사이에서 굴릴 수 있어야 한다. 이 운동 중에는 미니볼을 누르는 압력을 고르게 하고 손 위치를 변경하지 않아야 팔, 어깨 및 코어 사이의 지속적인 연결을 만들어준다. 미니볼이 구르지 않는 것은 상체와 팔에 너무 많은 부하가 가해지고 있음을 의미하고, 미니볼이 떨어지거나 운동 중에 손을 조정해야 하는 경우에는 팔, 어깨 및 코어 간의 연결이 끊어졌음을 의미한다.

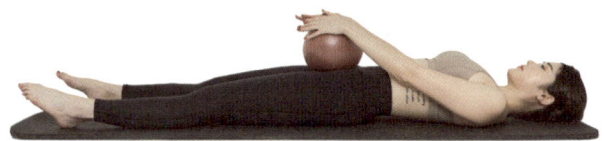

크리스-크로스(Criss-Cross)

등을 대고 중립을 유지한 상태로 누워 무릎과 고관절을 90도 각도로 구부려 테이블 탑 자세로 만든다. 무릎 바로 위 허벅지에 미니볼을 두고 한 손으로 잡고 반대쪽 손을 머리 뒤에 둔다. 복부를 수축하여 매트에서 상체를 들어올려 잡고 있는 미니볼 쪽으로 최대한 몸통을 회전 시킨다. 팔을 바꿔 반대쪽으로도 실시한다. '크리스-크로스' 에서 미니볼을 사용하면, 운동을 하는 동안 복부에 지속적인 자극을 줄 수 있다. 또한 운동의 난이도를 올릴 수 있고 반복 횟수를 조정해서 할 수도 있다.

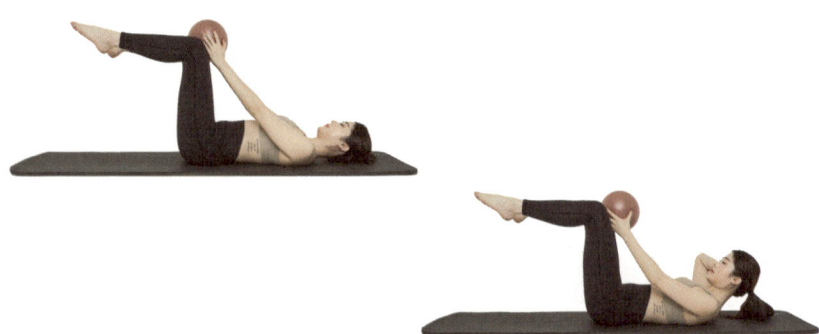

시팅 온 탑 오브 더 미니볼 (Sitting On Top Of The Miniball)

다리를 넓게 벌려 미니볼 위에 조심스럽게 앉는다. 어깨 너비로 다리 간격을 맞추고 무릎은 약간 구부리고 뒤꿈치로 바닥을 눌러내며 발목은 몸 쪽으로 당긴 상태로 유지한다. 이 운동을 할 때는 미끄러짐과 안전을 위해 양말을 벗고 하는 것이 좋다.

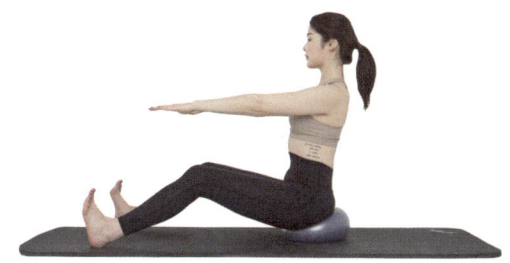

스탠딩 (Standing Press Miniball)

다리를 골반 너비로 벌리고 서서 골반을 기준으로 양손 또는 한 손으로 미니볼을 앞/뒤/좌/우에 둔다. 네 방향으로 운동이 가능하며 호흡과 코어의 활성화 및 견갑골의 안정성을 높여주는 가장 기본적인 활용 자세이다.

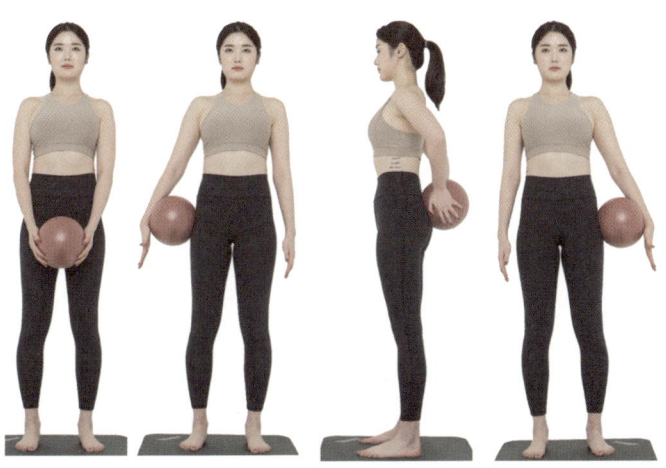

홈 필라테스 및 필라테스 강사를 위한
미니볼 필라테스 교과서 Mini Ball Pilates

Supine
(95가지)

넥 릴리즈 Neck Release

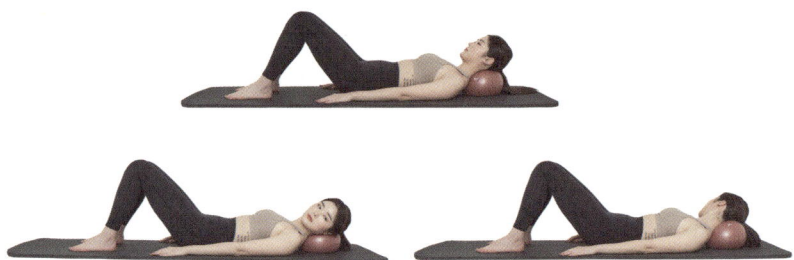

- 무릎을 구부리고 누워 목 뒤에 미니볼을 놓고, 양손은 골반 옆에 놓고 시작 자세를 취한다.
- 호흡을 내쉬며 한 쪽 방향으로 천천히 고개를 회전 시킨다.
- 호흡을 들이마시며 시작 자세로 돌아와 반대쪽 방향으로 회전 시킨다.

Tip : 턱을 살짝 당기며 좌우 번갈아 가면서 목을 회전 시켜 릴리즈 한다.

친 인 Chin In

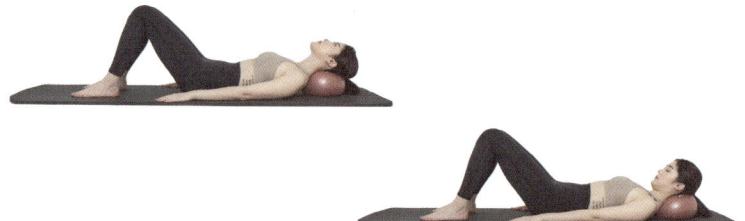

- 무릎을 구부리고 누워 목 뒤에 미니볼을 놓고, 양손은 골반 옆에 놓고 시작 자세를 취한다.
- 호흡을 내쉬며 복부를 수축시키고 턱을 당기면서 미니볼을 누른다.
- 호흡을 들이마시며 시작 자세로 돌아와 5~10회 반복 실시한다.

Tip : 호흡에 집중하며 운동을 하는 동안 임프린트를 유지하며 실시한다.

힙 리프트 Hip Lift

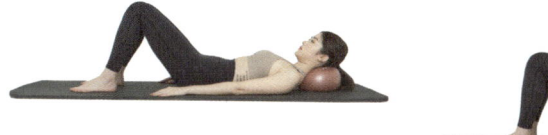

- 무릎을 구부리고 누워 목 뒤에 미니볼을 놓고, 양손은 골반 옆에 놓고 시작 자세를 취한다.
- 호흡을 내쉬며 복부와 엉덩이를 수축하며 골반을 들어올린다.
- 호흡을 들이마시며 시작 자세로 돌아와 5~10회 반복 실시한다.

Tip : 골반의 좌우 균형을 유지하며 양손으로 바닥을 누르며 실시한다.

암 오프닝 Arm Opening

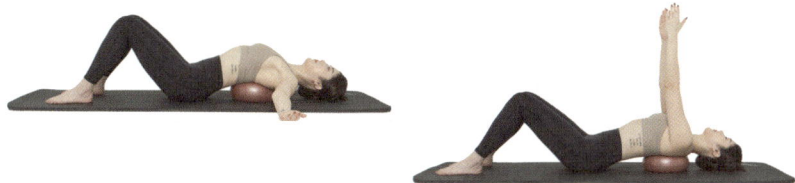

- 무릎을 구부리고 누워 미니볼을 등 아래 놓고, 두 팔을 벌려 가슴 옆으로 뻗어 시작 자세를 취한다.
- 호흡을 내쉬며 복부를 수축시키며 벌리고 있던 양팔로 큰 반원을 그리며 앞으로 내밀어 모아준다.
- 호흡을 들이마시며 시작 자세로 돌아와 5~10 회 반복해서 실시한다.

Tip : 복부의 수축을 유지하며 큰 공을 껴안는다고 상상하면서 실시 한다.

컬업 Curl Up

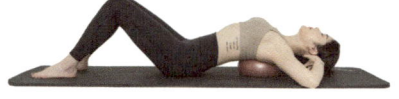

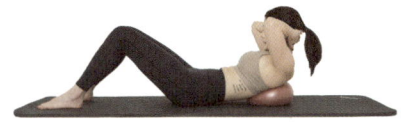

■ 무릎을 구부리고 누워 미니볼을 등 아래에 놓고, 양손은 머리 뒤에 두고 시작 자세를 취한다.
■ 호흡을 내쉬며 복부를 수축시키며 벌리고 있던 팔꿈치를 모아주면서 상체를 들어올려 '컬업' 한다.
■ 호흡을 들이마시며 팔꿈치를 벌리면서 시작 자세로 돌아와 5~10 회 반복해서 실시한다.

Tip : 척추를 분절하며 호흡의 리듬을 맞추면서 실시 한다.

응용 자세

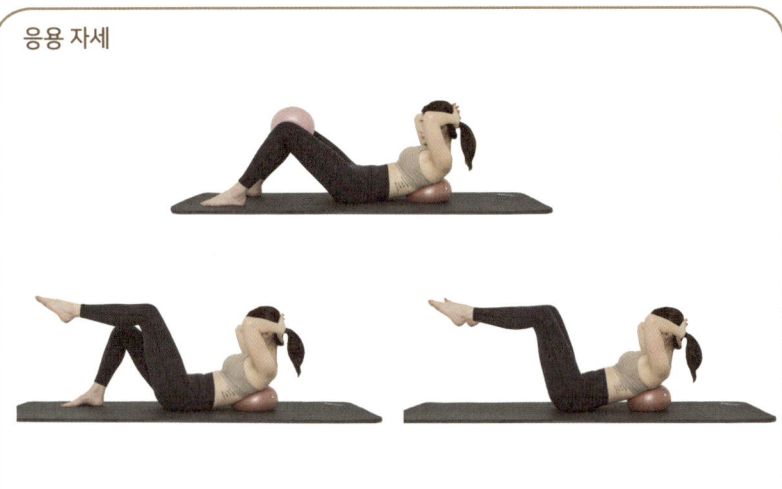

미니볼을 추가 하거나, 다리의 동작을 추가해 다양한 응용 동작을 할 수 있다.

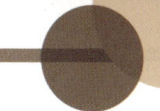

오블리크 업도미널 컬 Oblique Abdominal Curl

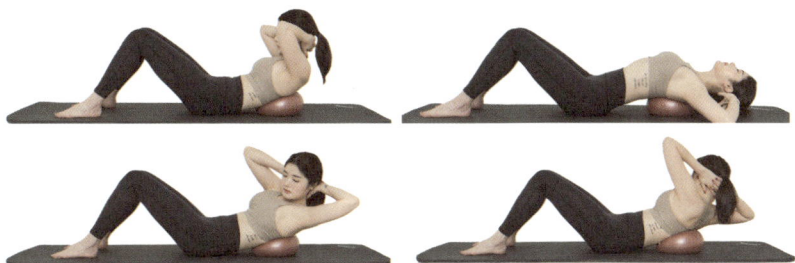

- 무릎을 구부리고 누워 미니볼을 등 아래에 놓고, 양손은 머리 뒤에 두고 시작 자세를 취한다.
- 호흡을 들이마시며 팔꿈치를 벌리면서 턱을 들어올리며 상체를 신전시킨다.
- 호흡을 내쉬며 복부를 하며 팔꿈치를 벌리면서 상체를 들어올려 한 쪽 사선 방향으로 회전 시킨다.
- 호흡을 들이마시며 시작 자세로 돌아와 반대쪽 방향을 실시 한다.

Tip : 좌우 번갈아 가면서 실시 하고, 상체를 최대한 회전 시킨다.

응용 자세

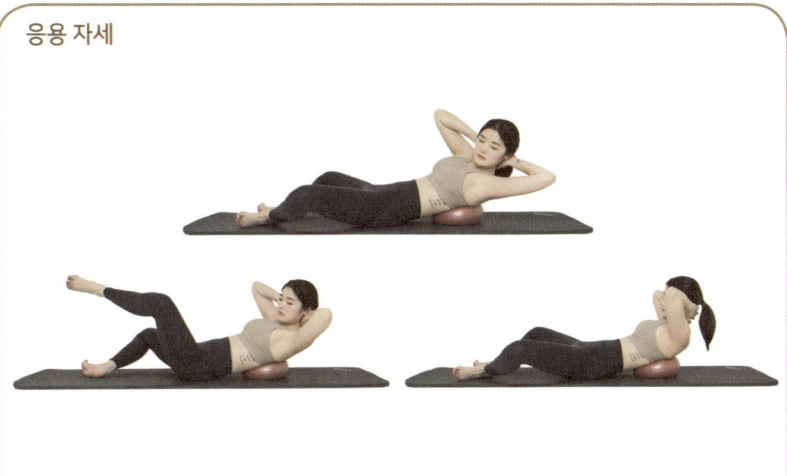

다리의 모양이나 위치를 변경하여 다양한 응용 동작을 할 수 있다.

풀 컬 Full Curl

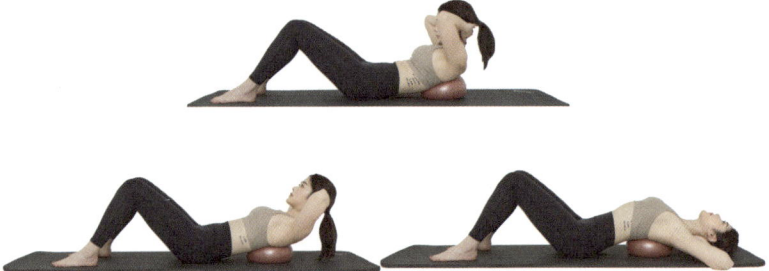

- 미니볼을 등 뒤에 놓고 무릎을 구부리고 누워, 두 손을 머리 뒤에 두고 턱을 당기고 시작 자세를 취한다.
- 호흡을 내쉬며 복부를 수축시키면서 목부터 천천히 분절하여 가슴을 열고 뒤로 눕는다.
- 호흡을 들이마시며 '롤업'하여 시작 자세로 돌아와 5~10회 반복해서 실시한다.

Tip : 미니볼에 일정한 압력을 유지하며 척추 분절의 움직임을 인지하며 실시한다.

응용 자세

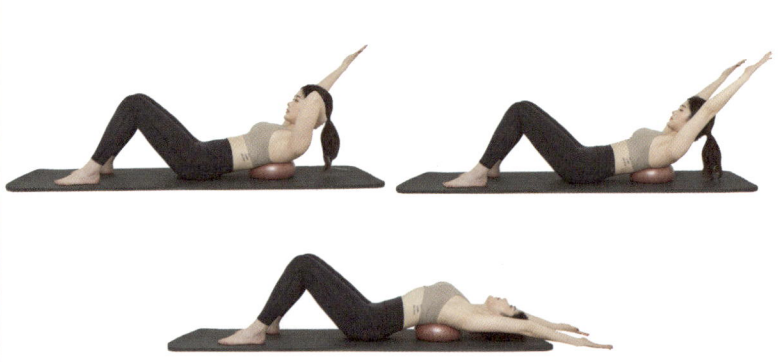

한 손 또는 양손으로 위치나 동작을 바꿔서 다양한 응용 동작을 할 수 있다.

암 서클 Arm Circles

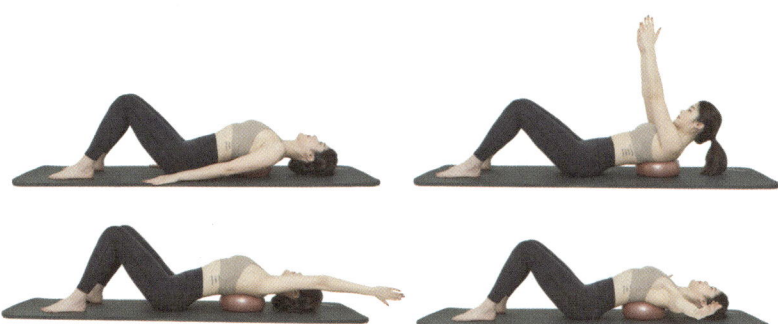

- 미니볼을 등 뒤에 놓고 무릎을 구부리고 누워, 양손은 골반 옆에 놓고 시작 자세를 취한다.
- 호흡을 내쉬며 두 손을 머리 위로 들어올리고 상체를 뒤로 기울이며 미니볼을 누른다.
- 호흡을 들이마시며 들어올린 팔로 원을 그리며 시작 자세로 돌아와 5~10회 반복해서 실시한다.

Tip : 복부의 수축을 유지하며 팔을 이용해 최대한 원을 크게 그리며 실시한다.

응용 자세

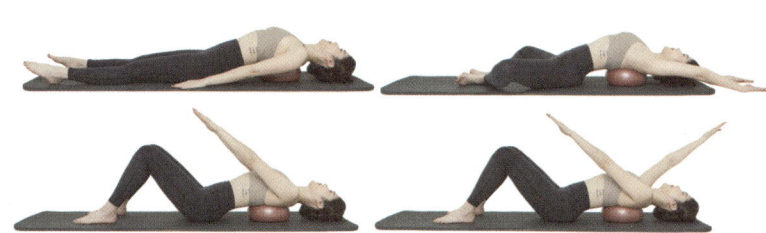

다리의 모양이나 한 손 또는 양손의 위치를 변경하여 다양한 응용 동작을 할 수 있다.

락 앤 롤 Rock and Roll

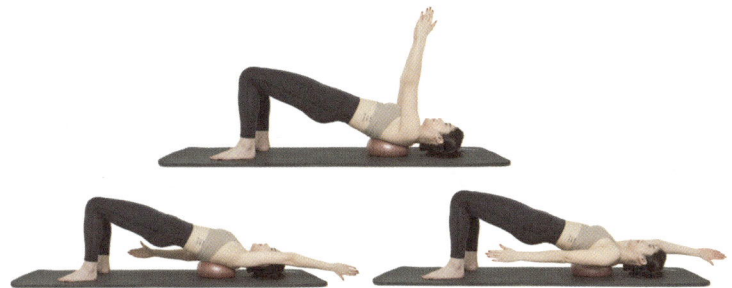

- 미니볼을 등 뒤에 놓고 무릎을 구부려 엉덩이를 들고, 양팔은 가슴 앞에 뻗어 시작 자세를 취한다.
- 호흡을 내쉬며 한 쪽 손은 머리 위로 올리고 반대쪽 손은 발끝 쪽으로 내린다.
- 호흡을 들이마시며 시작 자세로 돌아와 팔을 교차하며 5~10회 반복해서 실시한다.

Tip : 움직임을 하는 동안 엉덩이를 들어올리고 골반의 균형을 유지하며 실시 한다.

클라임 어 로프 Climb A Rope

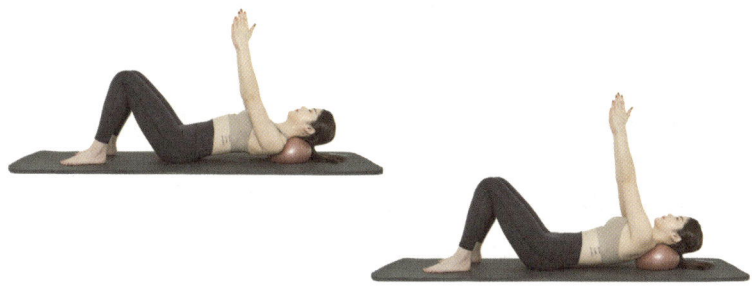

- 미니볼을 등 뒤에 놓고 무릎을 구부리고 누워, 양팔을 가슴 앞에 뻗고 시작 자세를 취한다.
- 호흡을 내쉬며 견갑골을 따로 움직여 양쪽 손은 멀리 뻗어내고 마시며 몸 쪽으로 당긴다.
- 호흡을 들이마시며 시작 자세로 돌아와 팔을 교차하며 5~10회 반복해서 실시한다.

Tip : 움직임을 하는 동안 전거근과 견갑골의 움짐임에 집중하며 실시 한다.

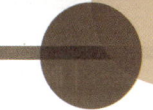

플립 플랍스 Flip Flops

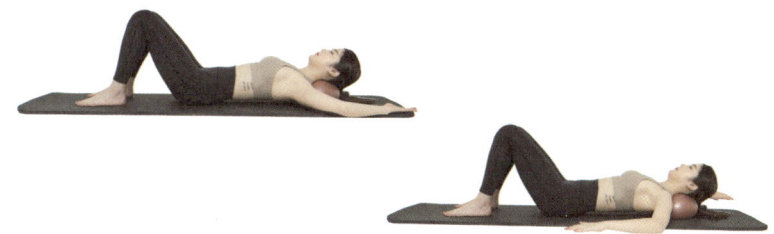

- 미니볼을 등 뒤에 놓고 무릎을 구부리고 누워, 양쪽 팔꿈치를 구부려 가슴 옆에 놓고 시작 자세를 취한다.
- 호흡을 내쉬며 한 쪽 팔은 위쪽으로 외회전 시키고 반대쪽 팔은 아래쪽으로 내회전 시키며 교차시킨다.
- 호흡을 들이마시며 시작 자세로 돌아와 팔을 교차하며 5~10회 반복해서 실시한다.

Tip : 복부의 수축을 유지하며 팔을 이용해 최대한 원을 크게 그리며 실시한다.

레그 스퀴즈 Leg Squeeze

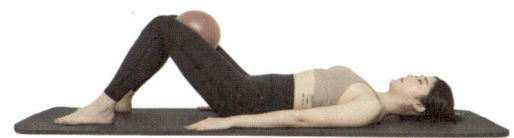

- 무릎을 구부리고 누워 허벅지 사이에 미니볼을 놓고, 양손은 골반 옆에 놓고 시작 자세를 취한다.
- 호흡을 내쉬며 내전근을 이용해 미니볼을 누르며 복부와 둔근을 수축한다.
- 호흡을 들이마시며 시작 자세로 돌아와 5~10회 반복해서 실시한다.

Tip : 내전근의 힘을 일정하게 유지하며 실시하고 익숙해지면 엉덩이를 들어올린다.

업도미널 컬 Abdominal Curl

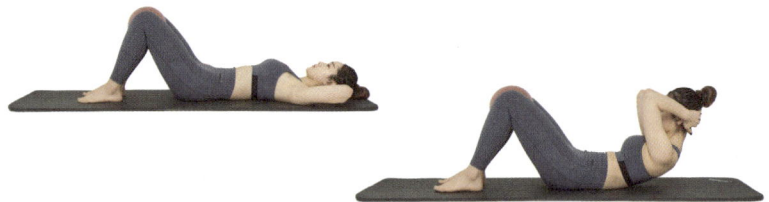

- 무릎을 구부리고 누워 미니볼을 무릎 사이에 놓고, 양손을 머리 뒤에 놓고 시작 자세를 취한다.
- 호흡을 내쉬며 다리 사이에 미니볼을 누르며 '컬업' 한다.
- 호흡을 들이마시며 시작 자세로 돌아가 5~10회 반복 실시한다.

Tip : 목 긴장에 주의하며 최대한 복부의 수축과 척추 분절에 주의하며 실시한다.

오블리크 업도미널 컬 Oblique Abdominal Curl

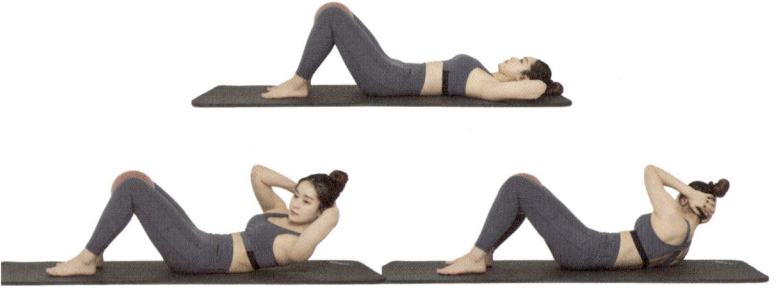

- 무릎을 구부리고 누워 미니볼을 무릎 사이에 놓고, 양손을 머리 뒤에 놓고 시작 자세를 취한다.
- 호흡을 내쉬며 다리 사이에 미니볼을 누르며 상체를 한 쪽으로 회전 시키며 들어올린다.
- 호흡을 들이마시며 시작 자세로 돌아와 반대쪽 방향으로 회전하고 번갈아 가면서 실시한다.

Tip : 동작이 익숙해지면 상체가 회전하는 반대 방향으로 무릎을 회전하며 실시한다.

숄더 브릿지 Shoulder Bridge

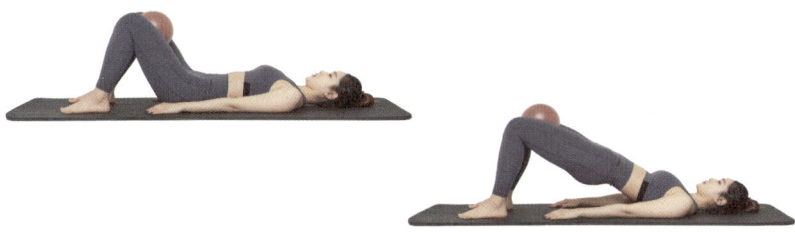

- 무릎을 구부리고 누워 미니볼을 허벅지 사이에 놓고, 양손은 골반 옆에 놓고 시작 자세를 취한다.
- 호흡을 내쉬며 허벅지로 미니볼을 조이며 엉덩이를 들어올린다.
- 호흡을 들이마시며 시작 자세로 돌아와 5~10회 반복해서 실시한다.

Tip : 양손으로 바닥을 누르며 들어올리는 것이 둔근 자극에 더 효과적이다.

응용 자세

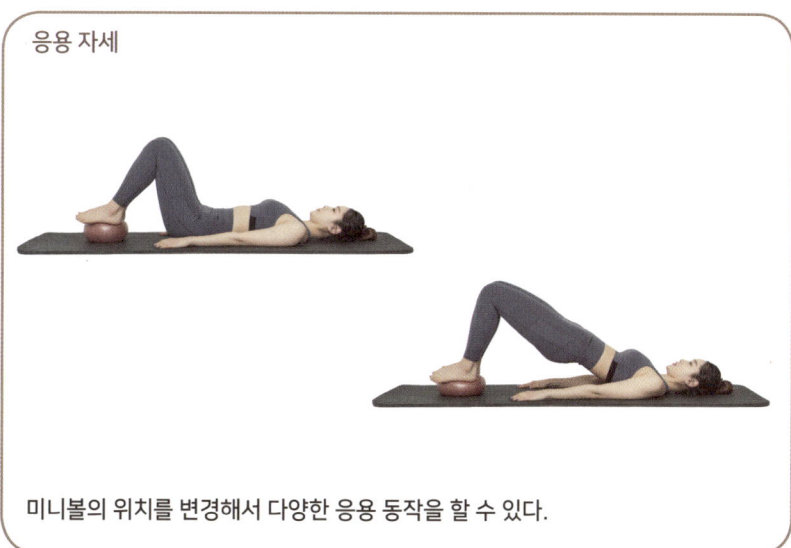

미니볼의 위치를 변경해서 다양한 응용 동작을 할 수 있다.

임프린팅 Imprinting

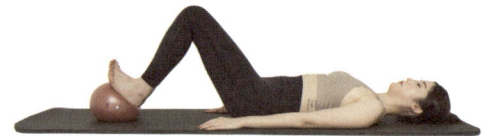

- 등을 대고 누워 무릎을 구부리고 미니볼 위에 발을 올리고, 양손은 골반 옆에 두고 시작 자세를 취한다.
- 호흡을 내쉬며 복부를 끌어당겨 허리로 바닥을 무겁게 누르고, 양손으로 바닥을 누르며 발로 미니볼을 누른다.
- 호흡을 들이마시며 누르던 힘을 천천히 풀며 시작 자세로 돌아와 5~10회 반복해서 실시한다.

Tip : 운동 중에 허리를 눌러내며 복부의 수축을 느끼고 척추를 길고 편안하게 유지하며 실시한다.

풋 헌드레드 Foot Hundred

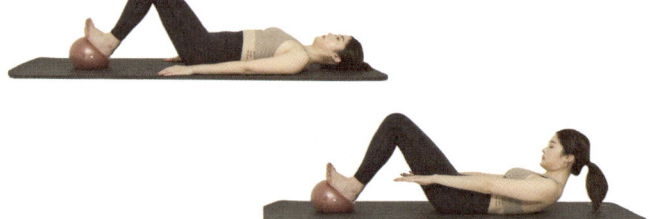

- 등을 대고 누워 무릎을 구부려 미니볼 위에 발을 올리고, 양손은 골반 옆에 두고 시작 자세를 취한다.
- 호흡을 내쉬며 복부를 수축하고 턱을 들어올리며 양손을 들어 위아래로 5~10회 움직여 준다.
- 호흡을 들이마시며 상체와 팔을 내리며 시작 자세로 돌아와 5~10세트를 반복해서 실시한다.

Tip : 양팔을 발끝으로 멀리 뻗어내 움직인다. 10번씩 한 세트를 반복해서, 총 100회를 목표로 실시한다.

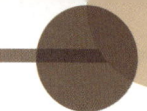

풋 워크 Footwork

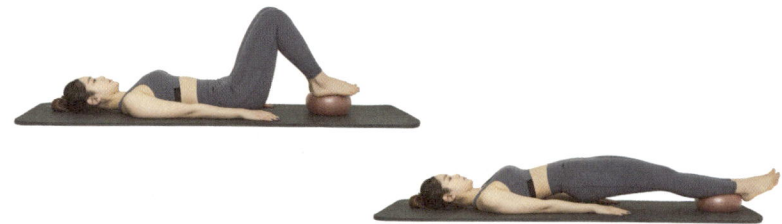

- 무릎을 구부리고 누워 발을 미니볼 위에 올리고, 양손은 골반 옆에 놓고 시작 자세를 취한다.
- 호흡을 내쉬며 무릎을 펴면서 미니볼을 굴리며 다리를 뻗는다.
- 호흡을 들이마시며 시작 자세로 돌아와 5~10회 반복해서 실시한다.

Tip : 미니볼을 발바닥부터 발목, 종아리로 이동시키며 실시한다.

힙 오프너 Hip Openers

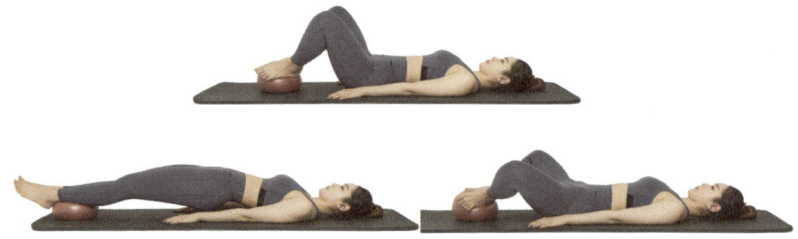

- 미니볼 위에 발을 올리고 무릎을 구부려 벌리고 누워, 양손은 골반 옆에 놓고 시작 자세를 취한다.
- 호흡을 내쉬며 구부리고 있던 무릎을 모아 미니볼을 굴리며 다리를 뻗는다.
- 호흡을 들이마시며 무릎을 벌리면서 시작 자세로 돌아와 5~10회 반복해서 실시한다.

Tip : 움직임을 하는 동안 무릎을 벌리면서 원을 그리며 실시한다.

숄더 브릿지 오버헤드 Shoulder Bridge Overhead

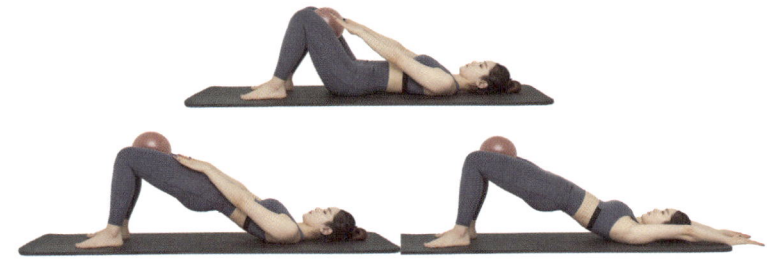

- 무릎을 구부리고 누워 미니볼을 허벅지에 사이에 놓고, 양손은 허벅지 위에 놓고 시작 자세를 취한다.
- 호흡을 내쉬며 허벅지로 미니볼을 조이며 엉덩이를 들어올리고, 양손을 머리 위로 들어올린다.
- 호흡을 들이마시며 시작 자세로 돌아와 5~10회 반복해서 실시한다.

Tip : 머리 위 양손의 손등으로 바닥을 누르며 실시해야 둔근 자극에 효과적이다.

싱글 레그 브릿지 Single Leg Bridge

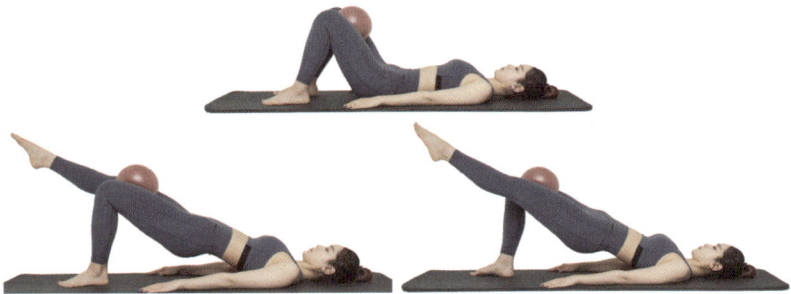

- 미니볼을 무릎 안쪽 허벅지에 놓고 구부리고 누워, 양손은 골반 옆에 놓고 시작 자세를 취한다.
- 호흡을 내쉬며 허벅지로 미니볼을 조이고 한 쪽 다리의 무릎을 펴면서 엉덩이를 들어올린다.
- 호흡을 들이마시며 시작 자세로 돌아와 다리를 교차하여 반복해서 실시한다.

Tip : 다리의 높이는 양쪽 무릎이 수평이 될 수 있도록 유지하며 실시한다.

티저 크런치 Teaser Crunch

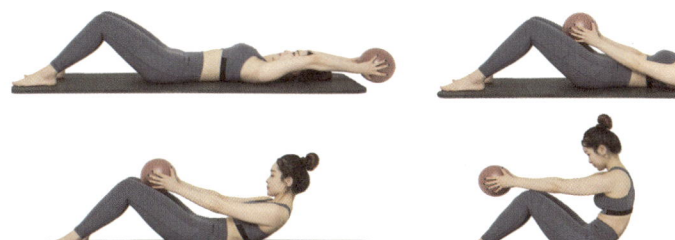

- 무릎을 구부리고 누워 미니볼을 잡은 손을 머리 위로 들고 시작 자세를 취한다.
- 호흡을 내쉬며 머리 위 손을 무릎 쪽으로 뻗으면서 복부를 수축하며 '롤업'해서 올라온다.
- 호흡을 들이마시며 시작 자세로 돌아와 5~10회 반복해서 실시한다.

Tip : 손으로 미니볼을 가볍게 누르며 척추의 분절을 통해 움직임을 부드럽게 실시한다.

핏 온 매트 Feet on Mat

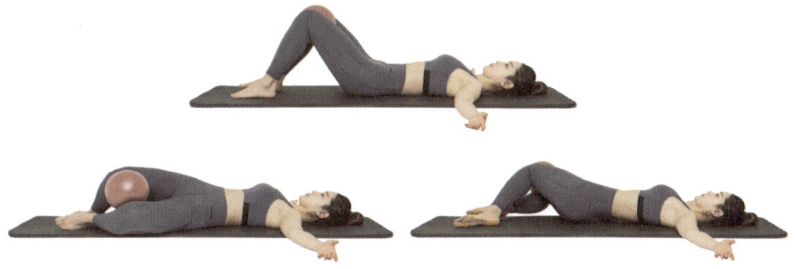

- 무릎을 구부리고 누워 미니볼을 무릎 사이에 놓고, 양손은 가슴 옆에 놓고 시작 자세를 취한다.
- 호흡을 내쉬며 바닥을 누르며 들고 있던 무릎을 한 쪽 방향으로 회전 시키고, 상체는 반대로 회전 시킨다.
- 호흡을 들이마시며 시작 자세로 돌아와 반대쪽 방향으로 실시하고 좌우 번갈아 가면서 실시한다.

Tip : 손부터 팔과 어깨를 매트에서 들리지 않게 유지하며 실시한다.

틱톡 Ticktock

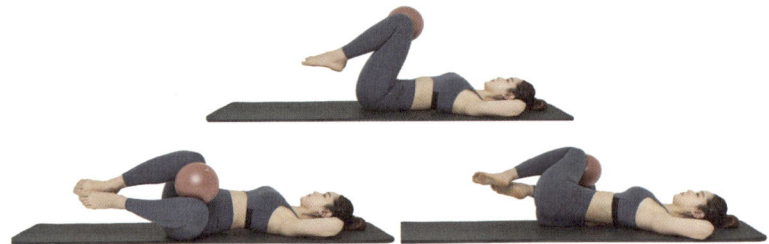

- 무릎을 구부려 들어올리고 누워 미니볼을 무릎 사이에 놓고, 양손은 머리 뒤에 놓고 시작 자세를 취한다.
- 호흡을 내쉬며 양쪽 팔꿈치로 바닥을 누르며 들고 있던 무릎을 한 쪽 방향으로 회전 시킨다.
- 호흡을 들이마시며 시작 자세로 돌아와 반대쪽 방향으로 실시하고 좌우로 번갈아 가며 실시한다.

Tip : 팔꿈치와 어깨가 매트에서 들리지 않게 복부의 수축을 유지하며 실시한다.

힙 로테이션 Hip Rotation

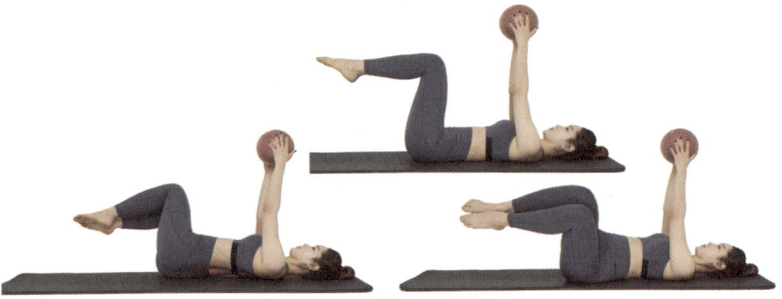

- 무릎을 구부려 들어올리고 누워, 양손을 가슴 앞으로 뻗어 미니볼을 잡고 시작 자세를 취한다.
- 호흡을 내쉬며 양손의 미니볼을 누르며 상체를 고정하고 무릎을 한 쪽 방향으로 회전 시킨다.
- 호흡을 들이마시며 시작 자세로 돌아와 반대쪽으로 실시하고 좌우 번갈아 가면서 실시한다.

Tip : 동작이 익숙해진 후, 상체와 하체를 교차하면서 실시하면 더 효과적이다.

레그 스퀴즈 헌드레드 Leg Squeeze Hundred

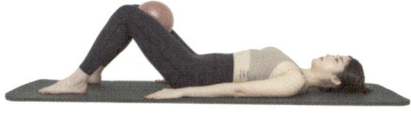
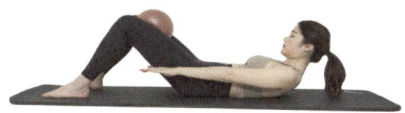

- 무릎을 구부리고 누워 허벅지 사이에 미니볼을 놓고, 양손은 골반 옆에 놓고 시작 자세를 취한다.
- 호흡을 내쉬며 다리 사이의 미니볼을 눌러내고 '컬업'하여 양손을 위아래로 5~10회 움직여 준다.
- 호흡을 들이마시며 시작 자세로 돌아와 5~10세트를 반복해서 실시한다.

Tip : 10번씩 한 세트를 반복해서, 총 100회를 목표로 실시한다.

롤 다운 Roll Down

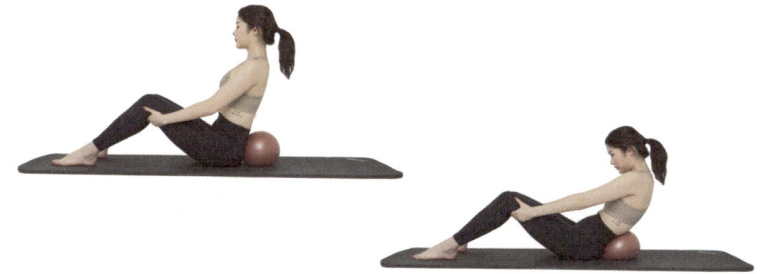

- 미니볼을 골반 뒤에 놓고 무릎을 구부리고 앉아 양손으로 무릎 아래를 잡고 시작 자세를 취한다.
- 호흡을 내쉬며 복부를 수축하고 등을 둥글게 말아 내려가 미니볼을 누른다.
- 호흡을 들이마시며 '롤업' 하면서 시작 자세로 돌아와 5~10회 반복해서 실시한다.

Tip : 미니볼에 일정한 압력을 유지하며 척추 분절의 움직임을 인지하며 실시한다.

레그 스퀴즈 롤 다운 Leg Squeeze Roll Down

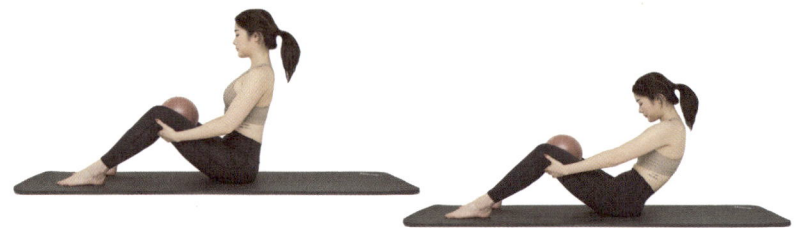

- 무릎을 구부리고 앉아 허벅지 사이에 미니볼을 놓고 양손으로 무릎 뒤를 잡고 시작 자세를 취한다.
- 호흡을 내쉬며 내전근을 이용해 미니볼을 누르고 상체를 분절하여 둥글게 말아 내려간다.
- 호흡을 들이마시며 '롤업' 하여 시작 자세로 돌아와 5~10회 반복해서 실시한다.

Tip : 내전근의 힘을 일정하게 유지하며 척추 분절의 움직임을 인지하며 실시한다.

트위스트 롤 다운 Twist Roll Down

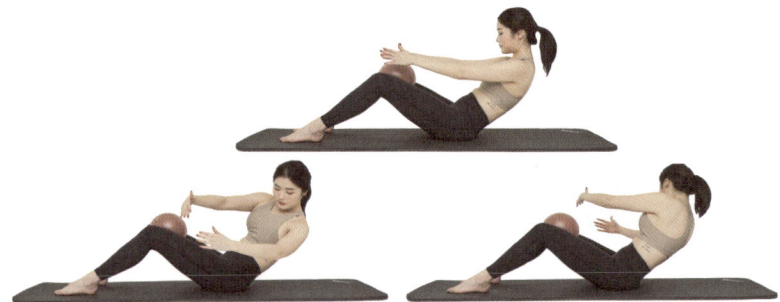

- 무릎을 구부리고 허벅지 사이에 미니볼을 놓고 양손을 공을 감싸듯이 들어올리고 시작 자세를 취한다.
- 호흡을 내쉬며 미니볼을 누르며 골반을 고정하고 상체를 좌우로 번갈아 회전하며 내려간다.
- 호흡을 들이마시며 팔의 도움을 받아 '롤업' 하면서 시작 자세로 돌아와 3~5회 반복해서 실시한다.

Tip : 견갑골과 척추의 회전 기능 향상에 도움이 되며, 등근육을 스트레칭을 시키며 실시한다.

사이드 밴드 앤 트위스트 Side Bend and Twist

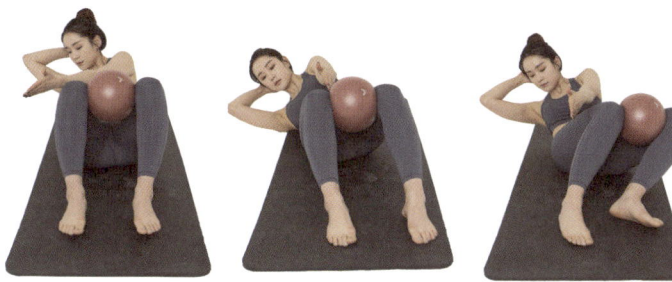

- 무릎을 구부리고 누워 허벅지 사이에 미니볼을 놓고, 한 손은 머리 뒤에 두고 반대쪽 손은 대각선 무릎 바깥쪽으로 뻗어 시작 자세를 취한다.
- 호흡을 내쉬며 뻗은 손의 방향으로 옆구리를 수축시키고 상체를 회전 시켜 들어올린다.
- 호흡을 들이마시며 시작 자세로 돌아와 3~5회 반복 후 팔을 바꿔 반대쪽 방향을 실시한다.

Tip : 엉덩이가 들리지 않을 정도로 다리를 상체와 반대방향으로 틀어준다.

워킹 Walking

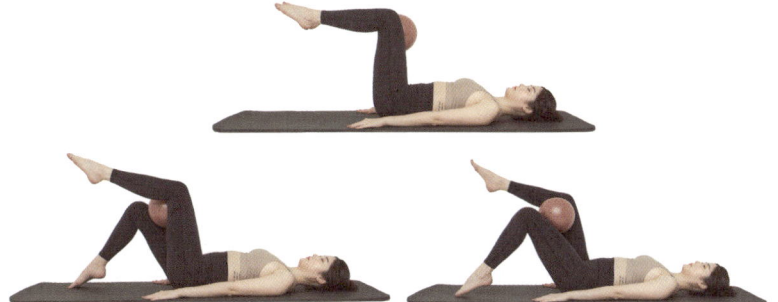

- 무릎을 구부려 들어올리고 누워 허벅지 사이에 미니볼을 놓고, 양손은 골반 옆에 놓고 시작 자세를 취한다.
- 호흡을 내쉬며 양손으로 바닥을 누르며 한 쪽 발끝으로 바닥을 터치한다.
- 호흡을 들이마시며 시작 자세로 돌아와 발을 번갈아가면서 5~10회 반복해서 실시한다.

Tip : 움직임이는 동안 다리 전체를 움직이고 무릎을 펴거나 구부리지 않아야 한다.

오블리크 크런치 Oblique Crunch

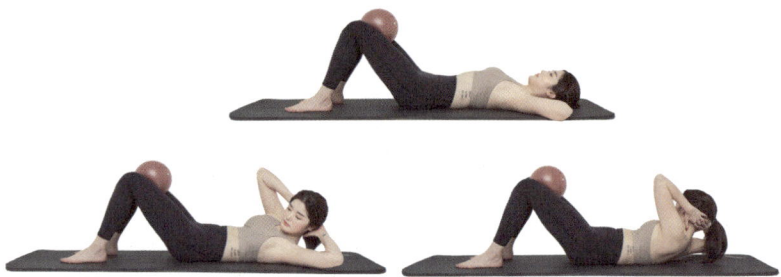

- 무릎을 접고 누워 손을 머리 뒤에 대고 무릎 사이에 미니볼을 놓고 시작 자세를 취한다.
- 호흡을 내쉬며 사선 방향으로 상체를 회전하여 들어올린다.
- 호흡을 들이마시며 시작 자세로 돌아와 방향을 바꿔 번갈아 가면서 5~10회 반복해서 실시한다.

Tip : 복부를 수축한 상태에서 복사근을 최대한 수축시키며 회전하며 실시한다.

더블 오블리크 크런치 Double Oblique Crunch

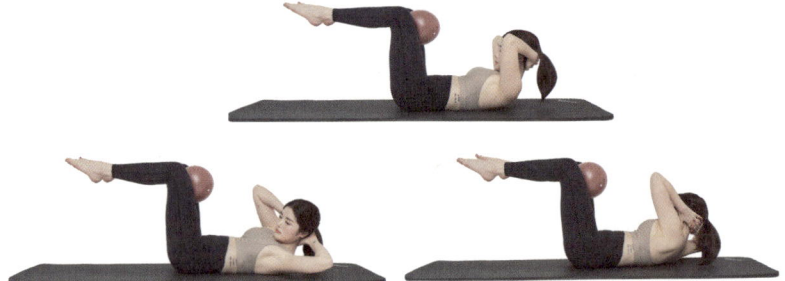

- 무릎을 접어 올리고 누워 손을 머리 뒤에 대고 무릎 사이에 미니볼을 놓고 시작 자세를 취한다.
- 호흡을 내쉬며 사선 방향으로 상체를 회전하여 들어올린다.
- 호흡을 들이마시며 시작 자세로 돌아와 방향을 바꿔 번갈아 가면서 5~10회 반복해서 실시한다.

Tip : 미니볼을 일정한 압력으로 눌러 내전근과 코어를 수축하며 실시한다.

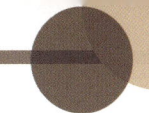

크리스 크로스 Criss-Cross

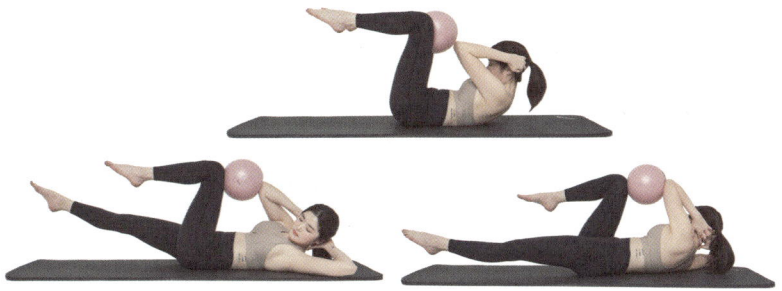

- 무릎을 접어 올리고 누워 손을 머리 뒤에 대고 무릎과 팔꿈치 사이에 미니볼을 놓고 시작 자세를 취한다.
- 호흡을 내쉬며 한 쪽 다리의 무릎을 펴면서 상체를 회전하여 사선 방향의 팔꿈치를 열어준다.
- 호흡을 들이마시며 시작 자세로 돌아와 방향을 바꿔 번갈아 가면서 5~10회 반복해서 실시한다.

Tip : 미니볼에 일정한 압력을 유지하며 움직임을 부드럽게 실시한다.

싱글 레그 암 크로스 Single Leg Arm Cross

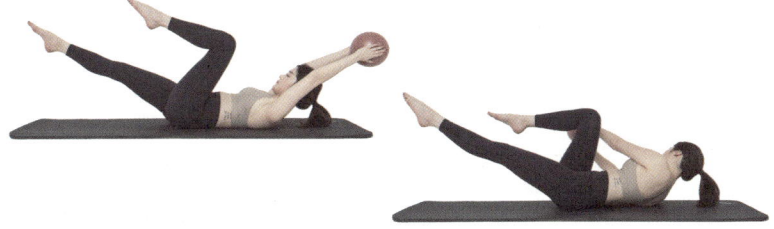

- 매트에 누워서 한 쪽 무릎을 구부려와 양손은 머리 위로 미니볼을 잡고 반대쪽 다리는 뻗어 시작 자세를 취한다.
- 호흡을 내쉬며 구부린 다리를 펴내고 반대쪽 무릎을 당겨오며 동시에 양손을 내리며 무릎과 교차시킨다.
- 호흡을 들이마시며 시작 자세로 돌아와 방향을 바꿔 번갈아 가면서 5~10회 반복해서 실시한다.

Tip : 움직임을 실시하는 동안 팔과 다리를 최대한 길게 뻗어내며 실시한다.

소아스 스트레칭 Psoas Stretch

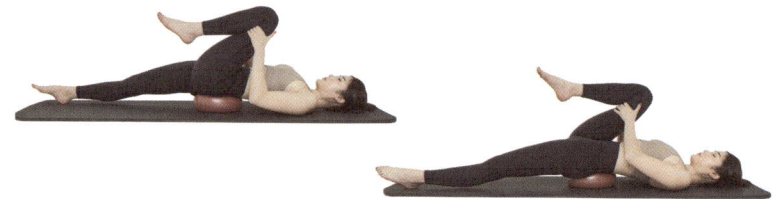

- 미니볼을 골반 뒤에 놓고 누워 한 쪽 다리를 구부려 두 손으로 허벅지 뒤를 잡고, 반대쪽 다리는 멀리 뻗어 뒤꿈치로 바닥을 누르고 시작 자세를 취한다.
- 호흡을 내쉬며 잡고 있는 다리를 가슴 쪽으로 잡아 당겨오고 반대쪽 다리는 곧게 펴내며 스트레칭 시킨다.
- 호흡을 들이마시며 시작 자세로 돌아와 다리를 교차하여 반복해서 실시한다.

Tip : 반동없이 가슴 쪽으로 무릎을 잡아 당기며 호흡을 천천히 하고 긴장을 풀면서 실시한다.

햄스트링 스트레칭 Hamstring Stretch

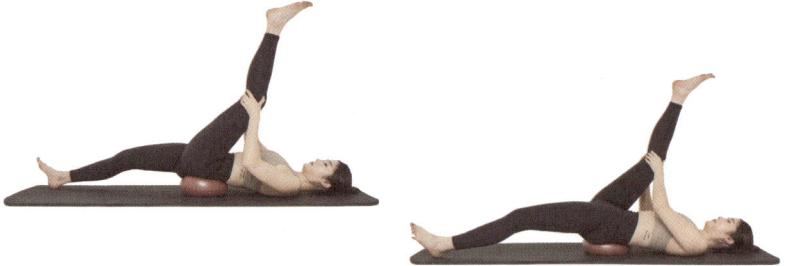

- 미니볼을 골반 뒤에 놓고 누워 한 쪽 다리를 몸 쪽으로 당겨와 두 손으로 허벅지 뒤를 잡고, 반대쪽 다리는 멀리 뻗어 뒤꿈치로 바닥을 누르고 시작 자세를 취한다.
- 호흡을 내쉬며 잡고 있는 다리를 편 상태로 가슴 쪽으로 당겨와 햄스트링을 스트레칭 시킨다.
- 호흡을 들이마시며 시작 자세로 돌아와 다리를 교차하여 반복해서 실시한다.

Tip : 스트레칭을 하는 동안 골반의 균형을 유지하며 실시한다.

힐 프레스 Heel Press

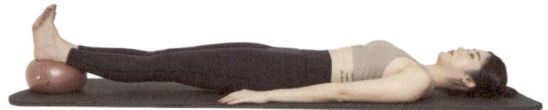

- 등을 대고 누워 다리를 펴 미니볼 위에 발목을 올리고, 양손은 골반 옆에 두고 시작 자세를 취한다.
- 호흡을 내쉬며 복부를 끌어당겨 '임프린트' 한 상태로 손으로 바닥을 누르며 발목을 당겨와 다리 전체와 뒤꿈치로 미니볼을 누른다.
- 호흡을 들이마시며 누르던 힘을 천천히 풀며 시작 자세로 돌아와 5~10회 반복해서 실시한다.

Tip : 운동 중 미니볼의 압력을 일정하게 유지하며 실시한다.

힐 프레스 헌드레드 Heel Press Hundred

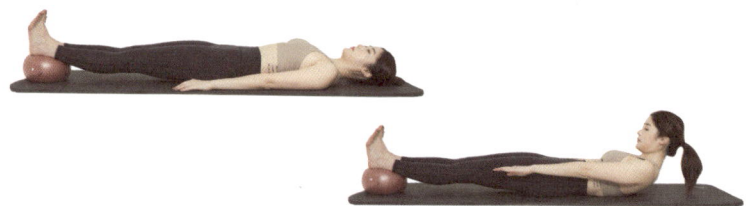

- 등을 대고 누워 다리를 펴 미니볼 위에 뒤꿈치를 올리고, 양손은 골반 옆에 두고 시작 자세를 취한다.
- 호흡을 내쉬며 복부를 수축하고 턱을 들어올리며 양손을 들어 위아래로 5~10회 움직여 준다.
- 호흡을 들이마시며 시작 자세로 돌아와 5~10세트를 반복해서 실시한다.

Tip : 미니볼의 일정한 압력을 유지하며 10번씩 한 세트를 반복해서, 총 100회를 목표로 실시한다.

오버헤드 힐 프레스 Overhead Heel Press

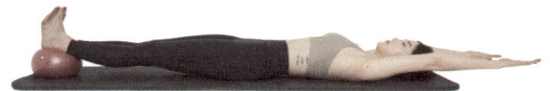

- 등을 대고 누워 다리를 펴 미니볼 위에 뒤꿈치를 올리고, 양팔은 머리 위로 들어올리고 시작 자세를 취한다.
- 호흡을 내쉬며 복부를 끌어당겨 '임프린트' 한 상태로 손등으로 바닥을 누르고 발목을 당겨 다리 전체와 뒤꿈치로 미니볼을 누른다.
- 호흡을 들이마시며 누르던 압력을 천천히 풀며 시작 자세로 돌아와 5~10회 반복해서 실시한다.

Tip : 척추를 길게 유지하고 다리 전체로 미니볼을 누른다.

오버헤드 리치 Overhead Reach

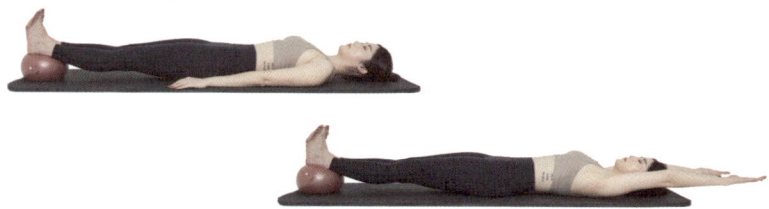

- 등을 대고 누워 다리를 펴 발목 아래에 미니볼을 놓고, 양손은 골반 옆에 두고 시작 자세를 취한다.
- 호흡을 내쉬며 복부를 끌어당겨 '임프린트' 하고 손등으로 무겁게 공기를 눌러내며 양팔을 머리 위로 들어올린다.
- 호흡을 들이마시며 천천히 시작 자세로 돌아와 5~10회 반복해서 실시한다.

Tip : 척추를 길게 늘리고 가슴이 들리지 않게 주의 한다.

테이블 탑 헌드레드 Table Top Hundred

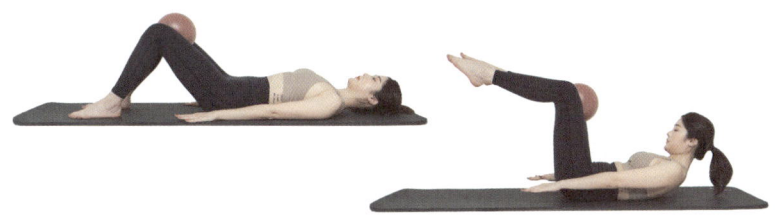

- 무릎을 구부리고 누워 허벅지 사이에 미니볼을 놓고, 양손은 골반 옆에 놓고 시작 자세를 취한다.
- 호흡을 내쉬며 무릎과 턱을 들어올리며 양손을 들어 위아래로 5~10회 움직여 준다.
- 호흡을 들이마시며 시작 자세로 돌아와 5~10회 반복해서 실시한다.

Tip : 운동을 하는 동안 다리는 직각을 유지하며 10번씩 한 세트를 반복해서, 총 100회를 목표로 실시한다.

레그 레이즈 헌드레드 Leg Raise Hundred

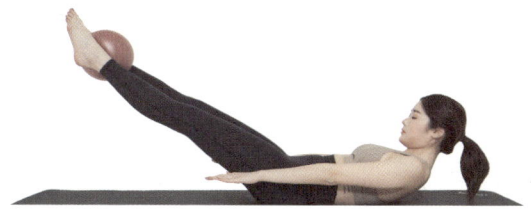

- 미니볼을 발목 사이에 놓고 누워서 양손은 골반 옆에 두고 시작 자세를 취한다.
- 호흡을 내쉬며 복부를 수축하며 팔을 멀리 뻗어 상체를 들어올리며 다리를 사선방향으로 들어올리고 양손을 위아래로 5~10회 움직여 준다.
- 호흡을 들이마시며 시작 자세로 돌아와 5~10회 반복해서 실시한다.

Tip : 운동 중 몸을 보트 모양처럼 유지하며 10번씩 한 세트를 반복해서, 총 100회를 목표로 실시한다.

레그 다운 헌드레드 Leg Down Hundred

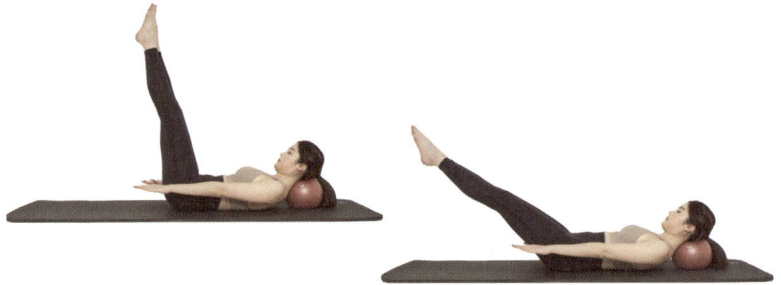

- 미니볼을 목 뒤에 놓고 누워 두 다리를 펴 수직으로 들어올리고, 양손을 들어올리고 시작 자세를 취한다.
- 호흡을 내쉬며 복부를 수축하고 다리를 사선방향으로 내리며 양손을 뻗어 위아래로 5~10회 움직여 준다.
- 호흡을 들이마시며 시작 자세로 돌아와 5~10회를 반복해서 실시한다.

Tip : 목에 긴장을 최소화 하고 10번씩 한 세트를 반복해서, 총 100회를 목표로 실시한다.

싱글 레그 스트레치 Single Leg Stretch

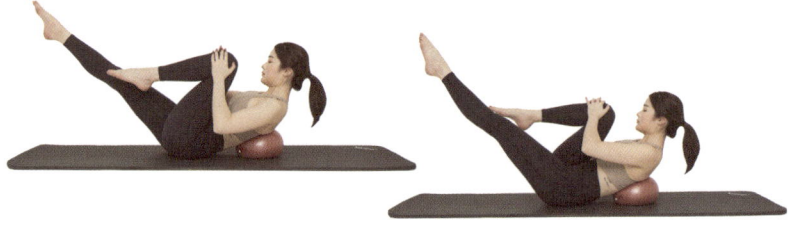

- 미니볼을 등 뒤에 놓고 누워 한 쪽 무릎을 구부려와 양손으로 잡고 반대쪽 다리는 뻗어 시작 자세를 취한다.
- 호흡을 내쉬며 구부린 다리를 펴내고 반대쪽 무릎을 당겨온다.
- 호흡을 들이마셨다 내쉬며 다리를 교차하여 번갈아 가면서 5~10회 실시한다.

Tip : 허리가 뜨지 않도록 복부를 수축한 상태로 유지하며 실시한다.

더블 레그 스트레치 Double Leg Stretch

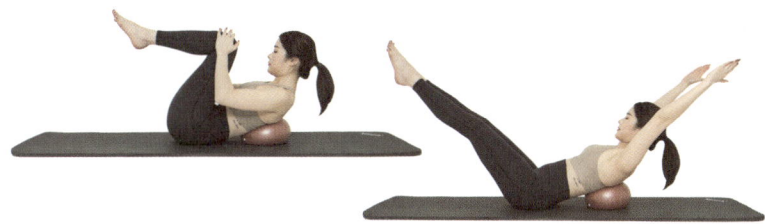

- 미니볼을 등 뒤에 놓고 누워 무릎을 몸 쪽으로 구부려 당겨와 양손으로 정강이를 잡고 시작 자세를 취한다.
- 호흡을 내쉬며 상체와 양팔을 머리 위로 들어올리면서 무릎을 펴 사선으로 뻗어낸다.
- 호흡을 들이마시며 시작 자세로 돌아와 5~10회 반복해서 실시한다.

Tip : 팔과 다리를 이용해서 V자 모양을 만든다고 생각하면서 실시한다.

싱글 스트레이트 레그 스트레치 Single Straight Leg Stretch

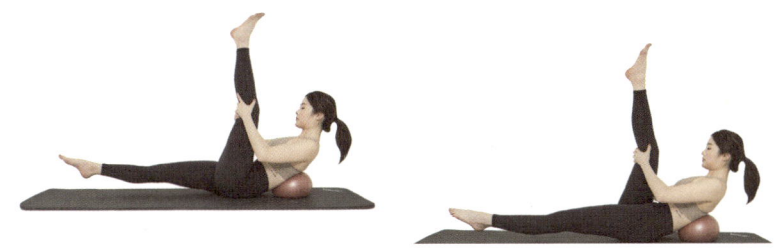

- 미니볼을 등 뒤에 놓고 누워 한 쪽 다리를 들어올리고 두 손으로 허벅지 뒤를 잡고 시작 자세를 취한다.
- 호흡을 내쉬며 잡고 있던 다리를 사선방향으로 내리며 반대쪽 다리를 잡는다.
- 호흡을 들이마시고 다리를 교차하여 반복해서 실시한다.

Tip : 다리가 움직일 때 몸통의 균형을 유지하며 허리가 들리지 않을 만큼만 내린다.

더 헌드레드 The Hundred

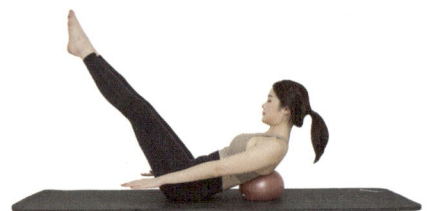

- 미니볼을 등 뒤에 놓고 누워 양손을 들어올리고 시작 자세를 취한다.
- 호흡을 내쉬며 다리를 사선방향으로 들어올리고 양손을 위아래로 5~10회 움직여 준다.
- 호흡을 들이마시며 시작 자세로 돌아와 5~10세트를 반복해서 실시한다.

> Tip : 움직임을 하는 동안 다리의 높이를 유지하며 10번씩 한 세트를 반복해서, 총 100회를 목표로 실시한다.

응용 자세

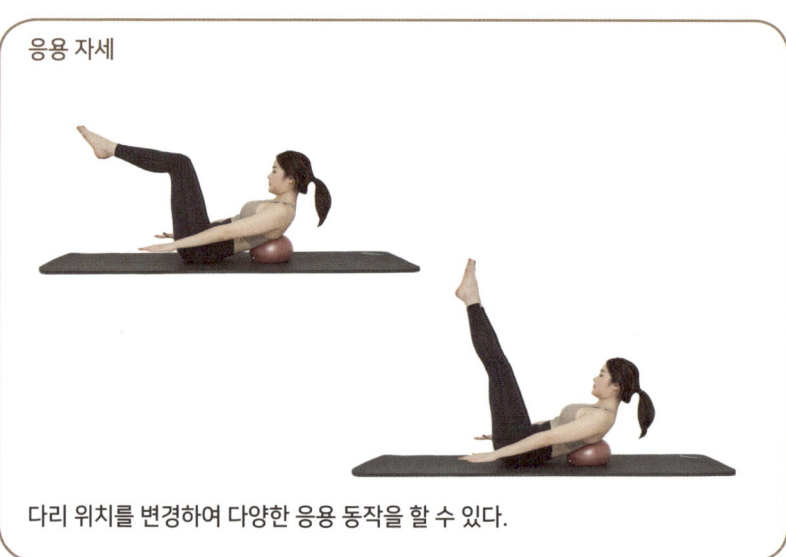

다리 위치를 변경하여 다양한 응용 동작을 할 수 있다.

더블 스트레이트 레그 스트레치 Double Straight Leg Stretch

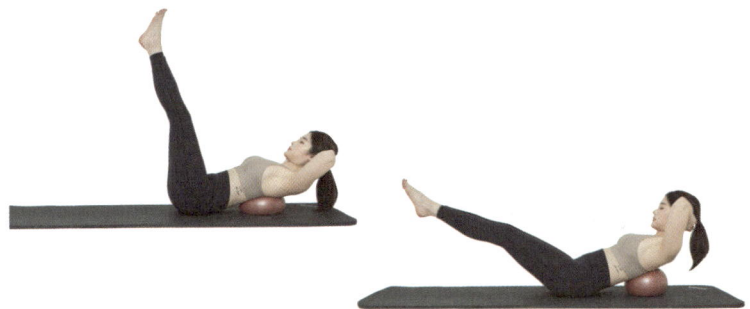

- 미니볼을 등 뒤에 놓고 누워 다리를 들어올리고, 양손은 목 뒤에 두고 시작 자세를 취한다.
- 호흡을 내쉬며 복부를 수축시키며 들어올렸던 다리를 사선방향으로 내린다.
- 호흡을 들이마시며 시작 자세로 돌아와 5~10세트를 반복해서 실시한다.

Tip : 다리가 움직일 때 몸통의 균형을 유지하며 다리는 허리에 부담이 가지 않을 만큼만 내린다.

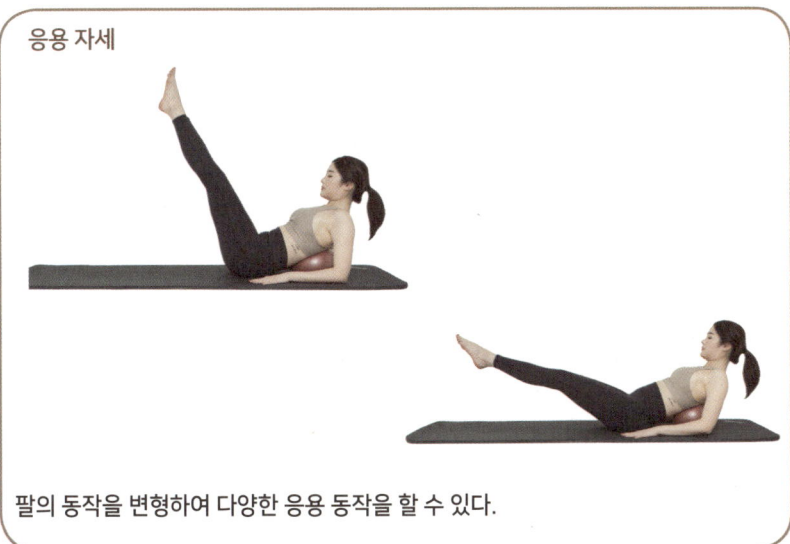

응용 자세

팔의 동작을 변형하여 다양한 응용 동작을 할 수 있다.

크리스 크로스2 Criss-Cross2

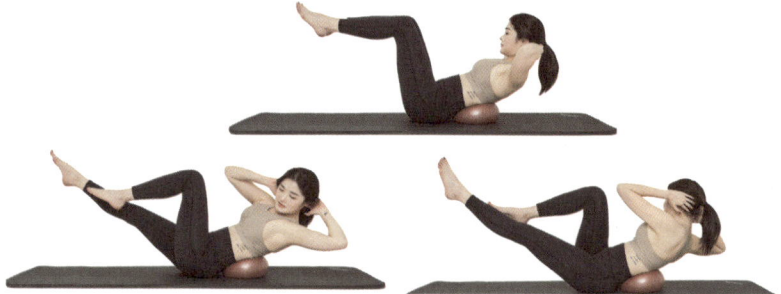

- 미니볼을 등 뒤에 놓고 누워 무릎을 접어 올리고, 양손으로 목 뒤를 받치고 시작 자세를 취한다.
- 호흡을 내쉬며 한 쪽 무릎을 끌어당기며 무릎 쪽으로 상체를 회전하여 팔꿈치와 무릎을 터치 한다.
- 호흡을 들이마시며 시작 자세로 돌아와 좌우를 번갈아 가면서 5~10회 실시한다.

Tip : 복부를 수축하고 골반과 견갑골의 안정성을 유지하며 실시한다.

롤 업 Roll Up

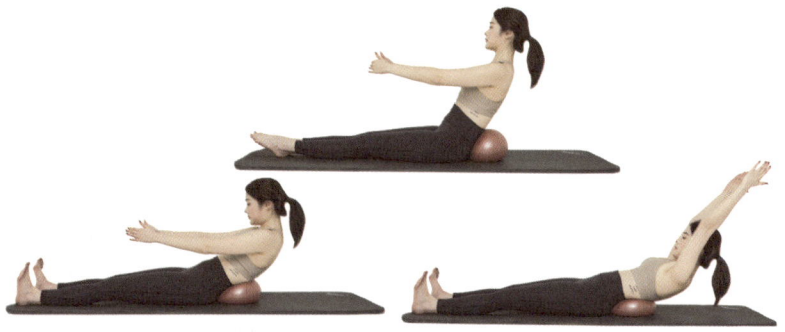

- 미니볼을 골반 뒤에 놓고 앉아 두 팔을 가슴 앞으로 뻗고 시작 자세를 취한다.
- 호흡을 내쉬며 척추를 분절하여 구르듯이 내려가며 양손을 머리 위로 들어올린다.
- 호흡을 들이마시며 척추를 분절하여 시작 자세로 돌아와 5~10세트를 반복해서 실시한다.

Tip : 반동을 사용하지 않고 어깨와 승모근의 과도한 긴장에 유의하며 실시한다.

토로소 로테이션 Torso Rotations

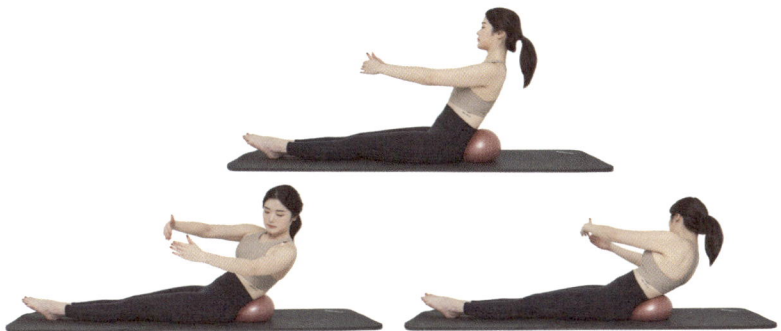

- 미니볼을 골반 뒤에 놓고 앉아 두 팔을 가슴 앞으로 뻗고 시작 자세를 취한다.
- 호흡을 내쉬며 척추를 분절하며 내려가 좌우로 팔과 몸통을 회전 시킨다.
- 호흡을 들이마시며 '롤업' 하여 시작 자세로 돌아와 반복하여 실시한다.

Tip : 좌우 상체와 팔의 회전을 균일한 범위로 실시한다.

토로소 트위스트 Torso Twist

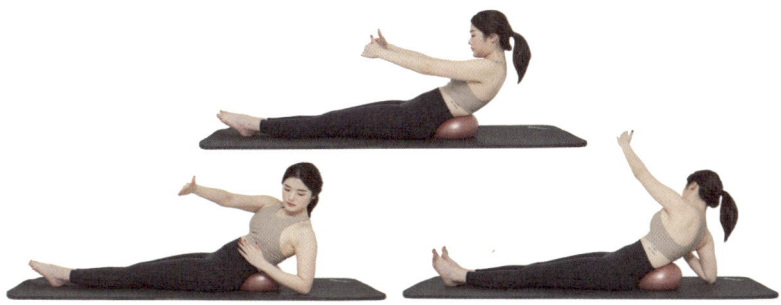

- 미니볼을 골반 뒤에 놓고 기대어 두 팔을 가슴 앞으로 뻗고 시작 자세를 취한다.
- 호흡을 내쉬며 팔꿈치를 구부려 몸통을 열어 좌우로 회전 시킨다.
- 호흡을 들이마시며 시작 자세로 돌아와 반복하여 실시한다.

Tip : 한 쪽 팔꿈치를 당겨올 때 반대쪽 팔은 최대한 뻗으면서 실시한다.

싱글 니 폴드 Single Knee Folds

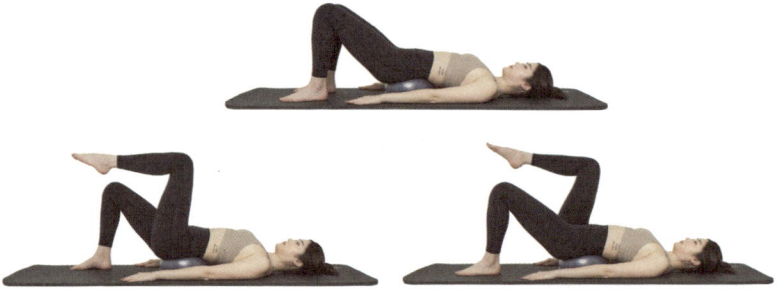

- 골반 아래 미니볼을 놓고 무릎을 구부리고 누워, 양손은 골반 옆에 놓고 시작 자세를 취한다.
- 호흡을 내쉬며 양손으로 바닥을 누르며 한 쪽 무릎을 골반 위치까지 들어올린다.
- 호흡을 들이마시며 시작 자세로 돌아와 다리를 교차하여 5~10회 반복해서 실시한다.

Tip : 움직임이는 동안 다리 전체를 움직이고 무릎을 펴거나 구부리지 않아야 한다.

더블 니 폴드 Double Knee Folds

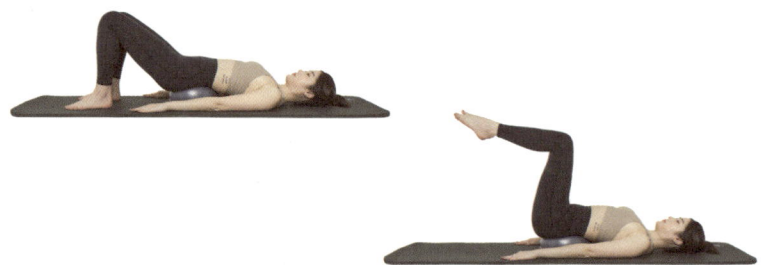

- 골반 아래 미니볼을 놓고 무릎을 구부리고 누워, 양손은 골반 옆에 놓고 시작 자세를 취한다.
- 호흡을 내쉬며 양손으로 바닥을 누르며 양쪽 무릎을 골반 위치까지 들어올린다.
- 호흡을 들이마시며 역순으로 시작 자세로 돌아와 5~10회 반복해서 실시한다.

Tip : 두 다리를 접고 들어올린 상태에서 호흡을 3~5회 실시하며 유지 후 돌아간다.

더블 니 암 리프트 Double Knee Arm Lifts

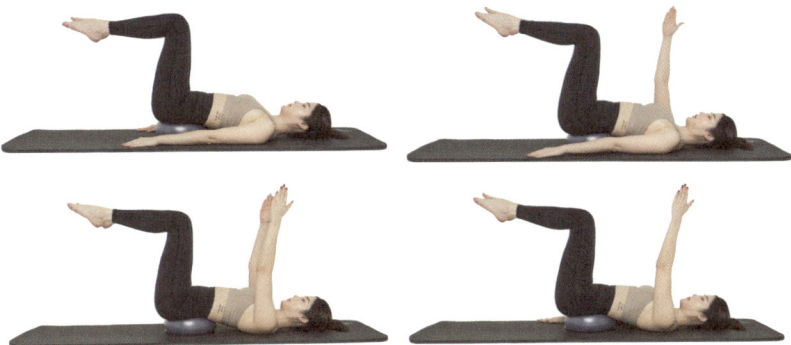

- 골반 아래 미니볼을 놓고 누워 무릎을 접어 올리고, 양손은 골반 옆에 두고 시작 자세를 취한다.
- 호흡을 내쉬며 팔을 하나씩 가슴 앞으로 들어올린다.
- 호흡을 들이마시며 역순으로 시작 자세로 돌아와 5~10회 반복해서 실시한다.

Tip : 골반의 균형을 유지하며 양팔을 들어올리고 3~5초간 유지 후 돌아간다.

토 탭 Toe Taps

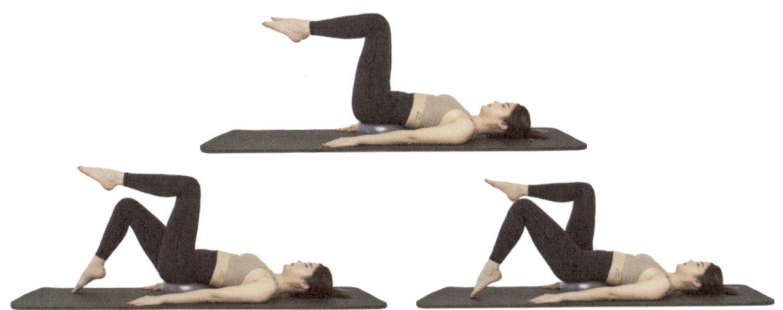

- 골반 아래 미니볼을 놓고 누워 무릎을 접어 올리고, 양손을 골반 옆에 두고 시작 자세를 취한다.
- 호흡을 내쉬며 무릎을 접은 상태에서 한 쪽 다리의 발끝으로 바닥을 터치한다.
- 호흡을 들이마시며 시작 자세로 돌아와 다리를 교차하여 실시한다.

Tip : 골반의 균형을 유지하고 무릎을 접은 상태를 유지하며 실시한다.

싱글 레그 스트레치 Single Leg Stretch

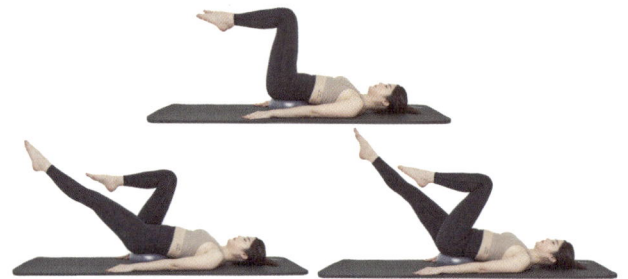

- 골반 아래 미니볼을 놓고 누워 무릎을 접어 올리고, 양손은 골반 옆에 두고 시작 자세를 취한다.
- 호흡을 내쉬며 한 쪽 다리를 사선으로 펴내고 반대쪽 무릎은 가슴 쪽으로 살짝 끌어당긴다.
- 호흡을 들이마셨다 내쉬며 다리를 교차하여 5~10회 실시한다.

Tip : 허리가 뜨지 않도록 복부를 계속해서 수축한 상태로 유지하며 실시한다.

다잉 버그 위드 암스 Dying Bug with Arms

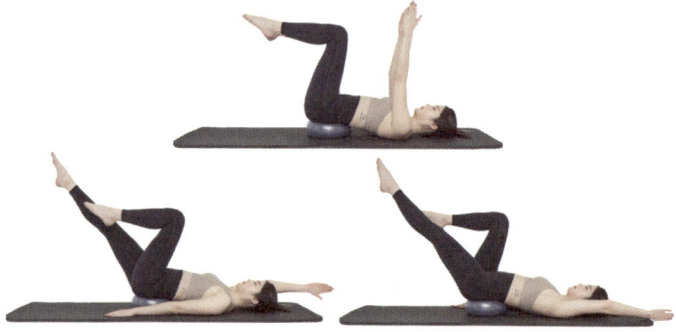

- 골반 아래 미니볼을 놓고 누워 무릎을 접어 올리고, 양손은 가슴 앞에 들고 시작 자세를 취한다.
- 호흡을 내쉬며 한 쪽 다리를 뻗으면서 사선 패턴의 팔을 위로 들고 반대쪽 팔은 교차하여 아래로 내린다.
- 호흡을 들이마셨다 내쉬며 손과 다리를 교차하며 실시한다.

Tip : 복부를 계속해서 수축한 상태로 골반과 견갑골의 안정성을 유지하며 실시한다.

롤업 Roll Up

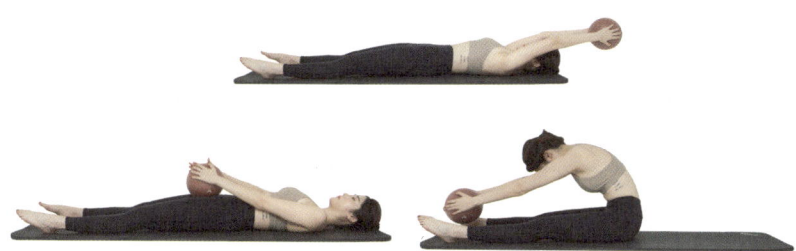

- 바닥에 누워 발끝을 뻗고 양손으로 미니볼을 잡아 머리위로 들어올리고 시작 자세를 취한다.
- 호흡을 내쉬며 들어올렸던 양손을 발끝 쪽으로 뻗으며 경추, 흉추, 요추 순으로 척추를 분절하여 올라온다.
- 호흡을 들이마시며 역순으로 시작 자세로 돌아와 10회 반복해서 실시한다.

Tip : 롤업과 롤다운시 척추분절의 움직임을 인지하며 실시한다.

롤 다운 백 Roll Down Back

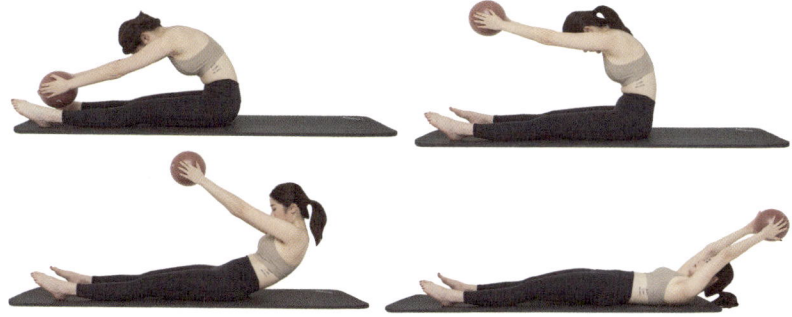

- 발끝을 뻗고 앉아 상체를 분절하여 미니볼을 잡은 양손을 발끝 쪽으로 뻗어 시작 자세를 취한다.
- 호흡을 내쉬며 뻗었던 팔을 머리 위로 들어올리며 꼬리뼈, 요추, 흉추, 경추 순으로 분절하여 내려간다.
- 호흡을 들이마시며 '롤업' 하여 시작 자세로 돌아와 10회 반복해서 실시한다.

Tip : 팔과 척추 모양의 곡선을 최대한 유지하며 척추의 분절을 인지하며 실시한다.

포워드 롤 업 Forward Roll Up

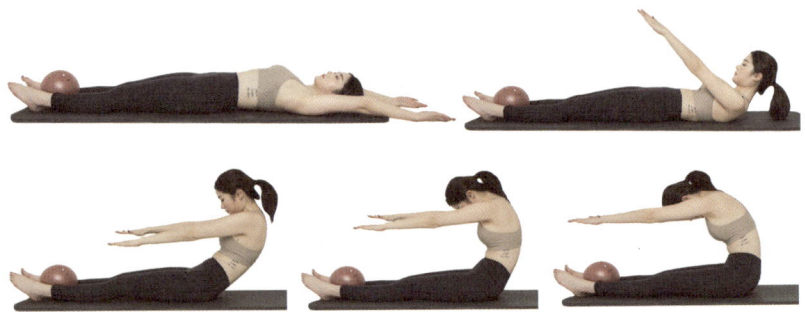

- 발목 사이에 미니볼을 놓고 등을 대고 누워, 양손을 머리 위로 들고 시작 자세를 취한다.
- 호흡을 내쉬며 머리 위의 팔을 발끝 쪽으로 뻗으면서 척추를 분절하여 상체를 들어올린다.
- 호흡을 들이마시며 '롤다운' 하여 시작 자세로 돌아와 10회 반복해서 실시한다.

Tip : 팔을 멀리 뻗어내고 곡선을 최대한 유지하며 척추의 분절을 인지하며 실시한다.

하프 롤 오버 Half Roll Over

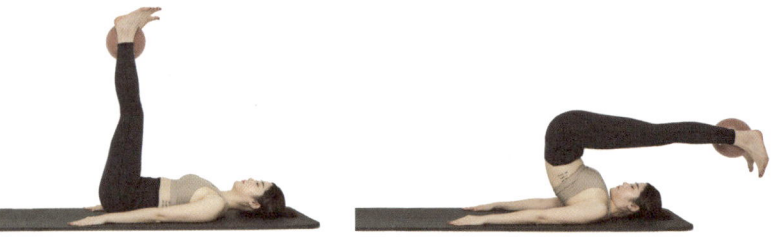

- 미니볼을 발목 사이에 놓고 다리를 수직으로 들어올리고 누워, 양손은 골반 옆에 두고 시작 자세를 취한다.
- 호흡을 내쉬며 들고 있던 다리를 머리 위쪽으로 넘긴다.
- 호흡을 들이마시며 다시 시작 자세로 돌아와 5~10회 반복해서 실시한다.

Tip : 허리에 무리가 가지 않는 선까지만 반동 없이 천천히 실시한다.

롤 오버 Roll Over

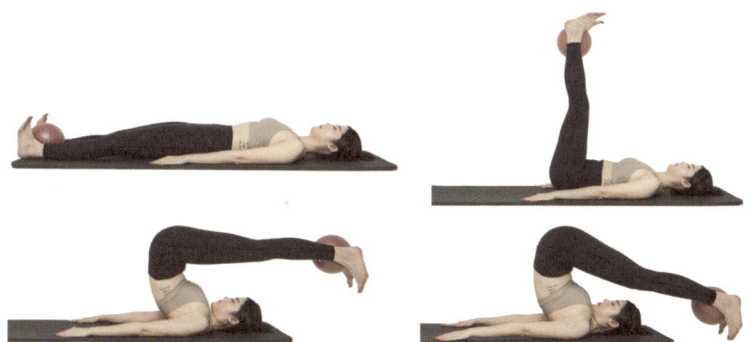

- 발목 사이에 미니볼을 놓고 등을 대고 누워, 양손은 골반 옆에 두고 시작 자세를 취한다.
- 호흡을 내쉬며 양손으로 바닥을 누르며 다리를 들어올려 머리 위로 넘겨 바닥을 터치한다.
- 호흡을 들이마시며 역순으로 시작 자세로 돌아와 10회 반복해서 실시한다.

Tip : 목에 가해지는 압력을 최소화 하기 위해 복부를 먼저 수축하며 들어올려 실시한다.

롱 스파인 스트레치 Long Spine Stretch

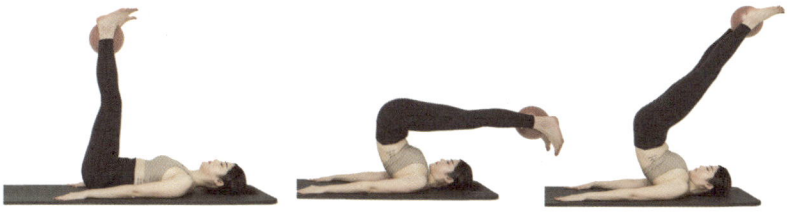

- 미니볼을 발목 사이에 놓고 다리를 편 상태로 들어올리고 누워, 양손은 골반 옆에 두고 시작 자세를 취한다.
- 호흡을 들이마시며 다리를 머리 위로 넘긴다.
- 호흡을 내쉬며 바닥에서 골반을 하늘을 향해 들어올린다.
- 호흡을 들이마시며 역순으로 시작 자세로 돌아와 5~10회 반복해서 실시한다.

Tip : 어깨나 목이 긴장되지 않게 주의하고, 복부의 힘을 사용하며, 척추의 분절을 인지하며 실시한다.

힐 레그 서클 Heel Leg Circles

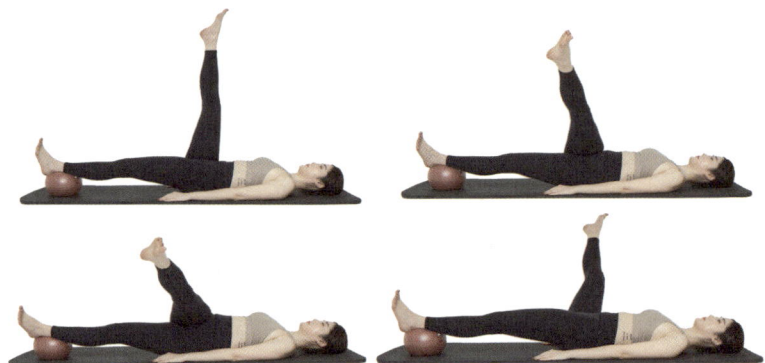

- 등을 대고 누워, 미니볼을 한쪽 발목 밑에 놓고, 반대쪽 다리는 길게 뻗은 뒤, 양손은 골반 옆에 두고 시작 자세를 취한다.
- 호흡을 내쉬며 양손으로 바닥을 누르며 한 쪽 다리를 들어올려 크게 원을 3~5회 그린다.
- 호흡을 들이마시며 시작 자세로 돌아와 다리를 바꿔서 실시한다.

Tip : 다리로 원을 그리는 동안 미니볼을 누르는 압력을 일정하게 유지하며 실시한다.

응용 자세

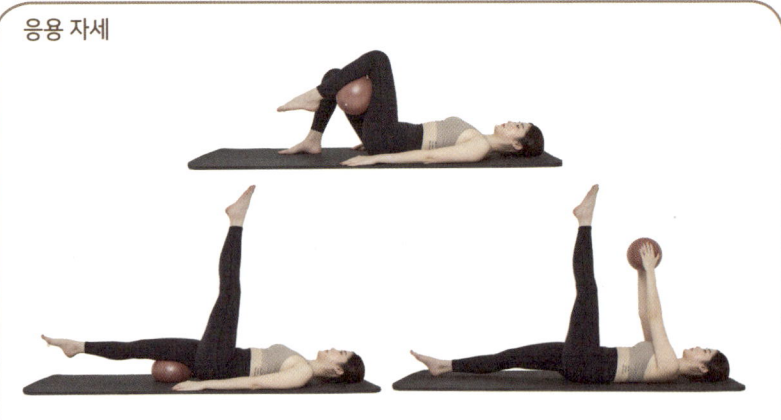

미니볼의 위치를 변경하여 다양한 자세에서 레그 서클 운동을 할 수 있다.

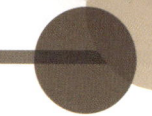

넥 싱글 레그 스트레치 Neck Single Leg Stretch.......

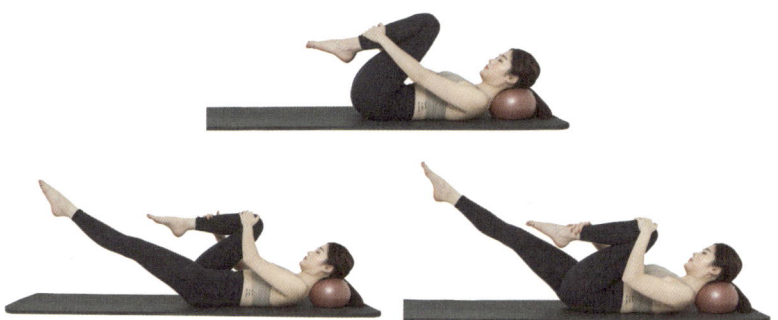

- 목 뒤에 미니볼을 놓고 누워 몸 쪽으로 무릎을 구부려 당겨와 발목을 잡고 시작 자세를 취한다.
- 호흡을 내쉬며 한 쪽 다리를 뻗어내고 양손으로 반대쪽 무릎을 잡아당긴다.
- 호흡을 들이마셨다 내쉬며 교차하여 5~10회 실시한다.

Tip : 허리가 뜨지 않도록 복부를 수축한 상태로 유지하며 실시한다.

응용 자세

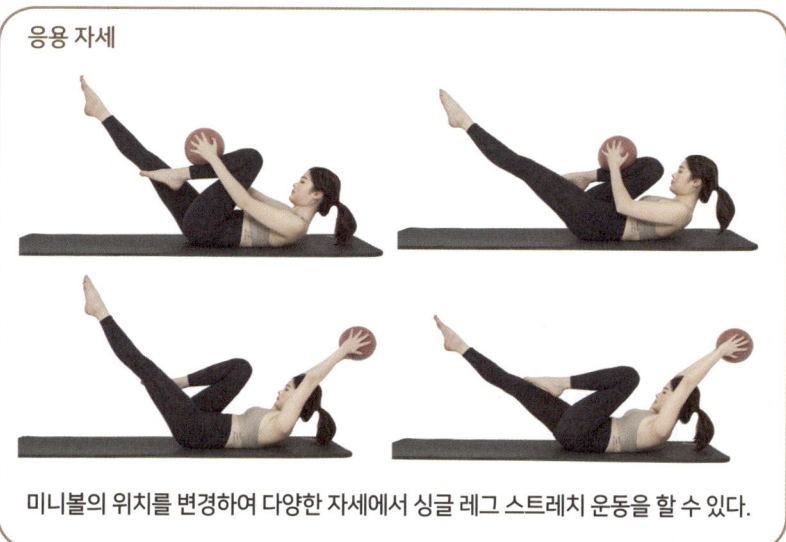

미니볼의 위치를 변경하여 다양한 자세에서 싱글 레그 스트레치 운동을 할 수 있다.

넥 더블 레그 스트레치 Neck Double Leg Stretch .....

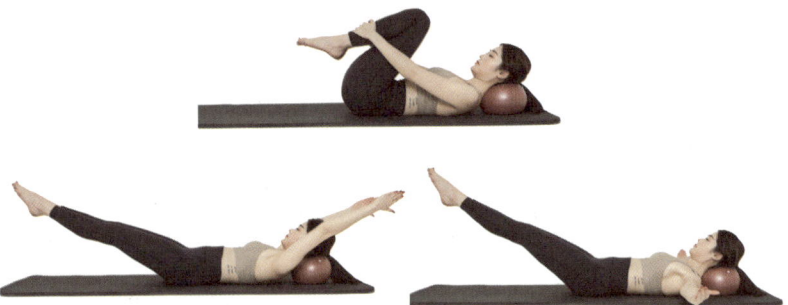

- 목 뒤에 미니볼을 놓고 누워 몸 쪽으로 무릎을 구부려 당겨와 발목을 잡고 시작 자세를 취한다.
- 호흡을 내쉬며 양팔을 머리 위로 들어올리면서 다리를 사선으로 뻗는다.
- 호흡을 들이마시며 시작 자세로 돌아와 5~10회 반복해서 실시한다.

Tip : 양팔은 옆으로 멀리 뻗어 크게 원을 그리며 내려 발목을 잡아준다.

응용 자세

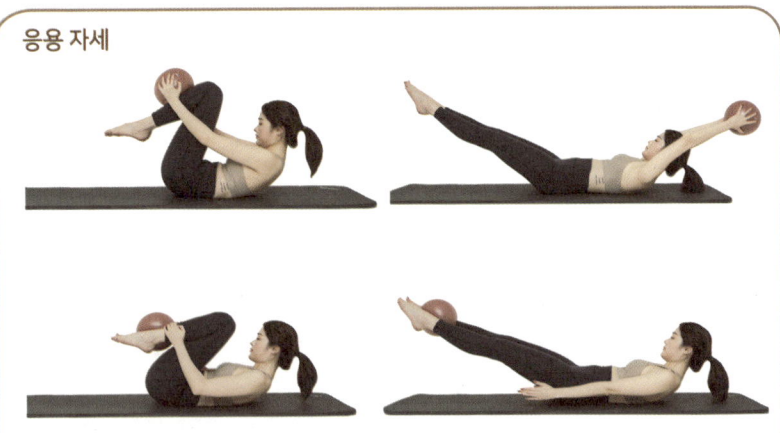

미니볼의 위치를 변경하여 다양한 자세에서 더블 레그 스트레치 운동을 할 수 있다.

시져 Scissors

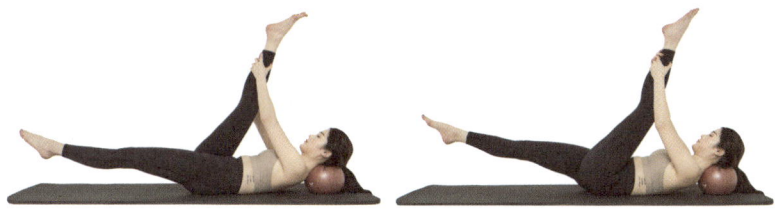

- 목 뒤에 미니볼을 놓고 누워 두 다리를 들어 가위처럼 벌리고, 양손으로 발목을 잡고 시작 자세를 취한다.
- 호흡을 내쉬며 다리를 바꿔 반대쪽 발목을 양손으로 잡아 몸 쪽으로 잡아당긴다.
- 호흡을 들이마셨다 내쉬며 다리를 교차하여 5~10회 실시한다.

Tip : 가위질 하듯이 무릎을 굴곡하지 않고 최대한 펴면서 실시한다.

싱글 레그 스트레치 토 터치 Single Leg Stretch Toe Touch

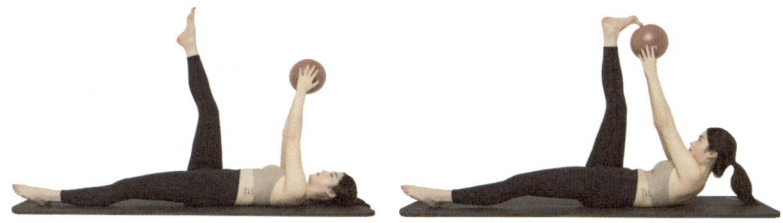

- 한 쪽 다리를 펴서 수직으로 들어올리고 누워, 양손으로 미니볼을 잡아 가슴 위로 뻗고 시작 자세를 취한다.
- 호흡을 내쉬며 복부를 수축하여 하체와 상체를 들어올려 미니볼에 발끝을 터치한다.
- 호흡을 들이마셨다 내쉬며 다리를 교차하여 5~10회 실시한다.

Tip : 미니볼을 들고 있는 손을 최대한 위로 뻗으며 실시한다.

더블 레그 스트레치 스트레이트 Double Leg Stretch Straight

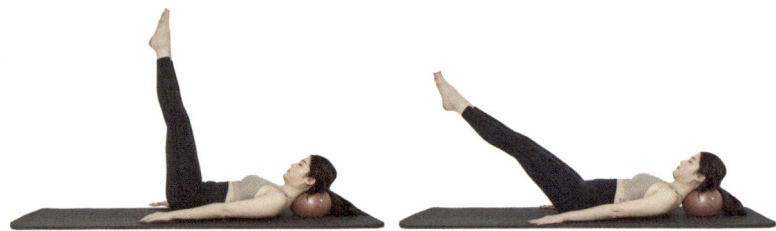

- 목 뒤에 미니볼을 놓고 누워 두 다리를 수직으로 들어올리고, 양손은 골반 옆에 두고 시작 자세를 취한다.
- 호흡을 내쉬며 양손을 누르며 들어올린 다리를 사선으로 천천히 내린다.
- 호흡을 들이마시며 시작 자세로 돌아와 5~10회 반복해서 실시한다.

Tip : 목과 허리에 과도한 긴장에 주의하며 실시한다.

응용 자세

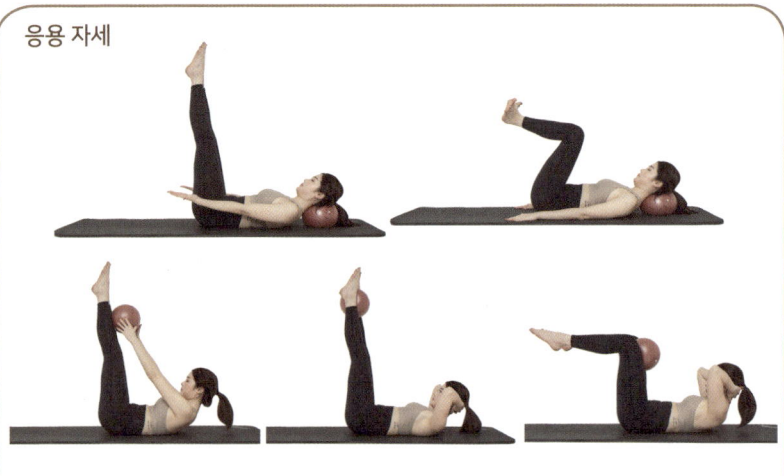

미니볼 또는 다리나 손의 위치를 변경하여 다양한 응용 동작을 할 수 있다.

프로그온엘보우 Frog On Elbows

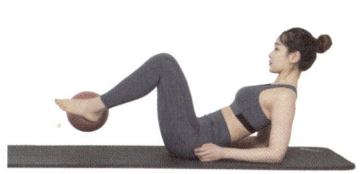 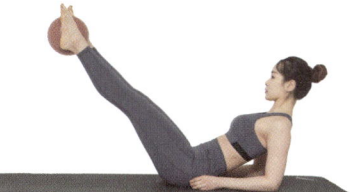

- 발목 사이에 미니볼을 놓고 무릎을 접어 올린 상태에서 팔꿈치를 바닥에 대고 시작 자세를 취한다.
- 호흡을 내쉬며 접고 있던 두 무릎을 펴서 사선방향으로 들어올린다.
- 호흡을 들이마시며 시작 자세로 돌아와 5~10회 반복해서 실시한다.

Tip : 가슴을 열어내고 복부의 수축을 유지하며 실시한다.

응용 자세

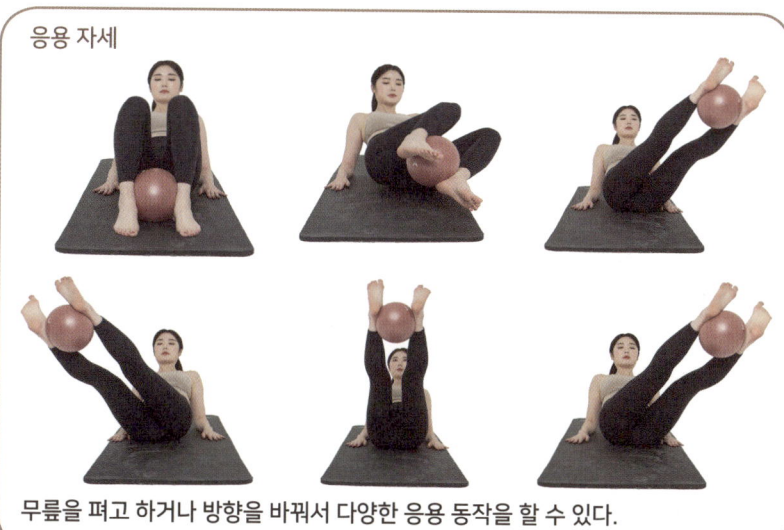

무릎을 펴고 하거나 방향을 바꿔서 다양한 응용 동작을 할 수 있다.

더블 레그 로워 Double Leg Lowers

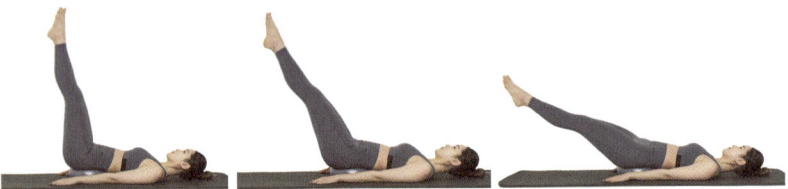

- 미니볼을 골반 아래에 놓고 누워 다리를 위로 들어올리고, 양손은 골반 옆에 놓고 시작 자세를 취한다.
- 호흡을 내쉬며 양손으로 바닥을 누르며 복부를 수축하고 들어올렸던 다리를 사선으로 뻗어 내린다.
- 호흡을 들이마시며 역순으로 시작 자세로 돌아와 반복해서 실시한다.

Tip : 골반의 균형을 유지하여 허리에 무리가 가지 않는 선에서 다리의 각도를 조절하여 실시한다.

스몰 베럴 Small Barrel

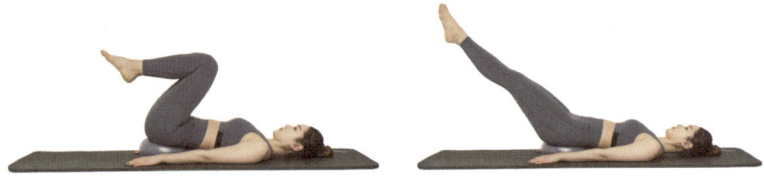

- 미니볼을 골반 아래 놓고 누워 무릎을 구부려 벌리고, 양손은 골반 옆에 놓고 시작 자세를 취한다.
- 호흡을 내쉬며 양손으로 바닥을 누르며 접고 있던 무릎을 펴면서 사선으로 뻗는다.
- 호흡을 들이마시며 역순으로 시작 자세로 돌아와 반복해서 실시한다.

Tip : 발뒤꿈치끼리 붙인 상태로 다리를 최대한 곧게 펴고, 골반이 좌우로 흔들리지 않게 주의하며 실시한다.

서클 프로그 Circle Frog

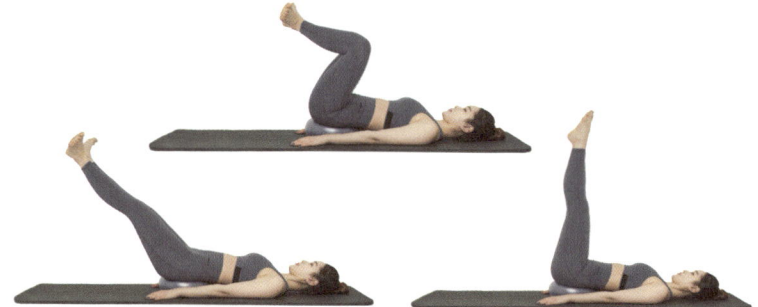

- 미니볼을 골반 아래 놓고 누워 무릎을 구부려 벌리고, 양손은 바닥에 놓고 시작 자세를 취한다.
- 호흡을 내쉬며 양손으로 바닥을 누르며 벌리고 있던 무릎을 펴면서 사선으로 뻗었다 수직으로 들어올린다.
- 호흡을 들이마시며 무릎을 구부리고 벌려 시작 자세로 돌아와 반복해서 실시한다.

Tip : 움직임 동안 발뒤꿈치는 계속 붙이고 무릎은 최대한 크게 벌렸다 모으며 실시한다.

레그 서클 Leg Circle

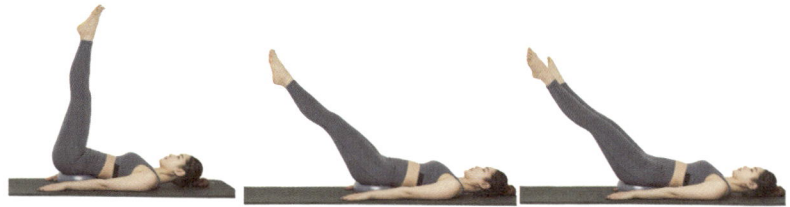

- 미니볼을 골반 아래 놓고 누워 다리를 곧게 뻗어 들어올리고, 양손은 골반 옆에 놓고 시작 자세를 취한다.
- 호흡을 내쉬며 양손으로 바닥을 누르며 들고 있던 다리를 사선으로 내리고 바깥쪽으로 3~5회, 안쪽으로 3~5회 원을 그려준다.
- 호흡을 들이마시며 다리를 모으고 시작 자세로 돌아와 반복해서 실시한다.

Tip : 움직임 동안 발목을 편 상태를 유지하면서 골반의 균형에 주의하며 실시한다.

에어워킹 Air Walking

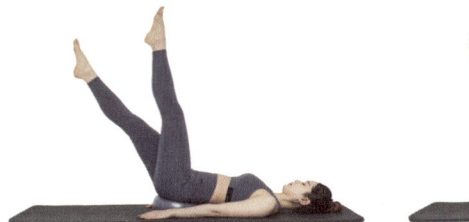
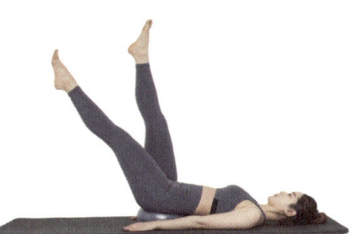

- 미니볼을 골반 아래 놓고 누워 다리를 곧게 뻗어 들어올리고, 양손은 골반 옆에 놓고 시작 자세를 취한다.
- 호흡을 내쉬며 양손으로 바닥을 누르며 다리를 사선으로 허공을 걷듯이 내린다.
- 호흡을 들이마시며 역순으로 시작 자세로 돌아와 반복해서 실시한다.

Tip : 움직임 동안 골반의 균형을 유지하며 무릎을 조금씩 구부리며 걷듯이 실시한다.

힙 리프트 시져 Hip Lift Scissors

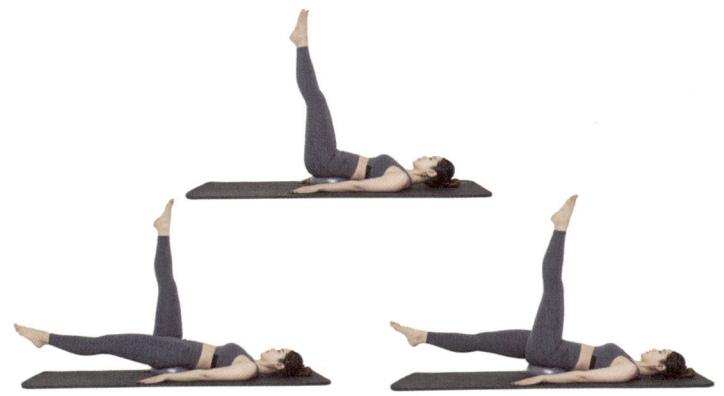

- 미니볼을 골반 아래 놓고 누워 다리를 뻗어 들어올리고, 양손은 골반 옆에 놓고 시작 자세를 취한다.
- 호흡을 내쉬며 손바닥으로 바닥을 누르며 다리를 위아래로 교차시키며 5~10회 반복해서 실시한다.
- 호흡을 들이마시며 다리를 모아 시작 자세로 돌아간다.

Tip : 다리를 교차하는 범위를 점진적으로 넓히며 실시한다.

바이시클 Bicycle

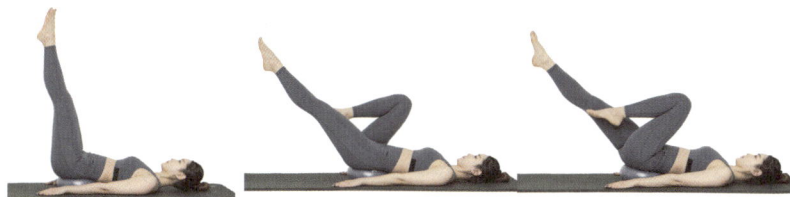

- 미니볼을 골반 아래 놓고 누워 다리를 뻗어 들어올리고, 양손은 골반 옆에 놓고 시작 자세를 취한다.
- 호흡을 내쉬며 한 쪽 다리의 무릎을 접어 몸 쪽으로 당겨오고 반대쪽 다리는 사선으로 내린다. 자전거 페달을 밟듯이 다리를 구르며 5~10회 반복해서 실시한다.
- 호흡을 들이마시며 다리를 모아 시작 자세로 돌아온다.

> Tip : 허공에서 자전거를 탄다고 생각하면서 발끝을 멀리 뻗어 공기를 무겁게 누르며 실시한다.

비트 Beats

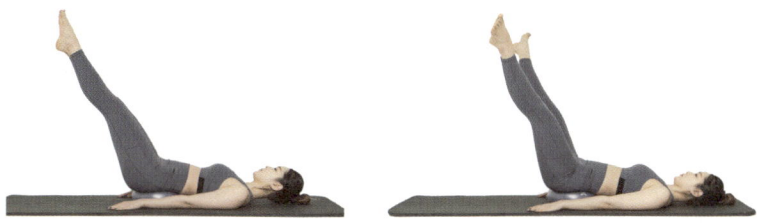

- 미니볼을 골반 아래 놓고 누워 다리를 사선으로 들어올리고, 양손은 골반 옆에 놓고 시작 자세를 취한다.
- 호흡을 내쉬며 복부를 수축하고 다리를 벌렸다 모아 뒤꿈치로 박수를 치듯 5~10회 서로 부딪히게 한다.
- 호흡을 들이마시며 다리를 모으고 시작 자세로 돌아간다.

> Tip : 점진적으로 들어올린 다리의 각도를 낮추며 실시한다.

레그 레이즈 헌드레드 Leg Raise Hundred

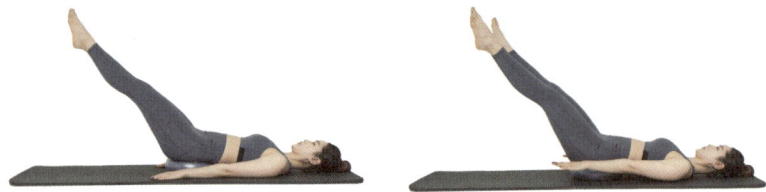

- 미니볼을 골반 아래 놓고 누워 다리를 사선으로 들어올리고, 양손은 골반 옆에 놓고 시작 자세를 취한다.
- 호흡을 내쉬며 복부를 수축하고 다리를 벌려 유지한 상태에서 양팔을 들어 위아래로 5~10회 움직여 준다.
- 호흡을 들이마시며 시작 자세로 돌아와 5~10세트를 반복해서 실시한다.

Tip : 들어올린 다리를 유지하며 10번씩 한 세트를 반복해서 총 100회를 목표로 실시한다.

레그 암 서클 Leg Arm Circle

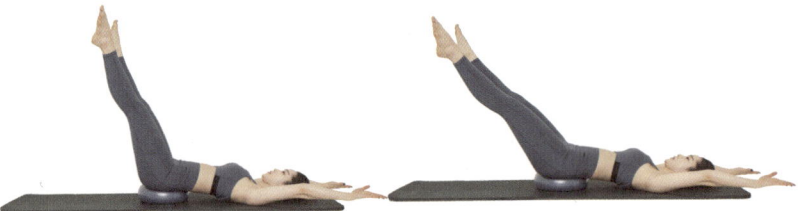

- 미니볼을 골반 아래 놓고 누워 다리를 사선으로 뻗어 올리고, 양손은 머리 위로 뻗어 시작 자세를 취한다.
- 호흡을 내쉬며 다리를 팔 너비로 벌리고 들어올린 팔과 다리로 원을 3~5회 그린다.
- 호흡을 들이마시며 시작 자세로 돌아와 반복해서 실시한다.

Tip : 팔과 다리를 멀리 뻗어내며 원을 그리고, 몸의 균형을 유지할 수 있을 만큼만 움직인다.

레그 윈드밀 Leg Windmills

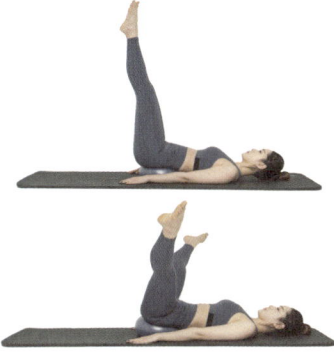
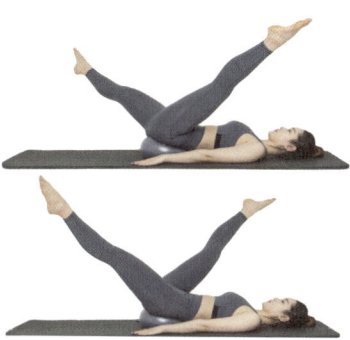

- 미니볼을 골반 아래 놓고 누워 다리를 들어올리고, 양손은 골반 옆에 놓고 시작 자세를 취한다.
- 호흡을 내쉬며 다리를 위아래로 가위처럼 크게 교차 시키며 서로 다른 방향으로 원을 그린다.
- 호흡을 들이마시며 시작 자세로 돌아와 교차하여 실시한다.

Tip : 풍차가 돌 듯 다리를 돌리고 다리 간격을 점점 넓히며 실시한다.

레그 암 시저 Leg Arm Scissors

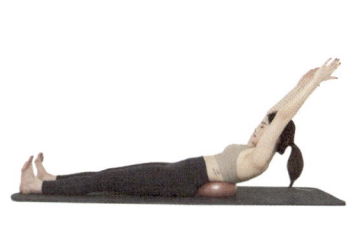
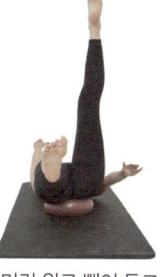
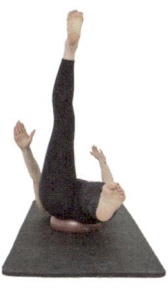

- 미니볼을 골반 아래 놓고 누워 다리를 양손은 머리 위로 뻗어 들고 시작 자세를 취한다.
- 호흡을 내쉬며 사선 패턴의 팔다리를 동시에 천장 쪽으로 들어올렸다 내리면서 반대쪽 팔다리를 들어올리고, 번갈아 가면서 5~10회 반복해서 실시한다.
- 호흡을 들이마시며 들어올렸던 팔과 다리를 내리며 시작 자세로 돌아간다.

Tip : 손끝과 발끝을 멀리 뻗어 내고, 허리가 들리지 않게 미니볼을 누르며 실시한다.

티저 위드 원 레그 Teaser with One Leg

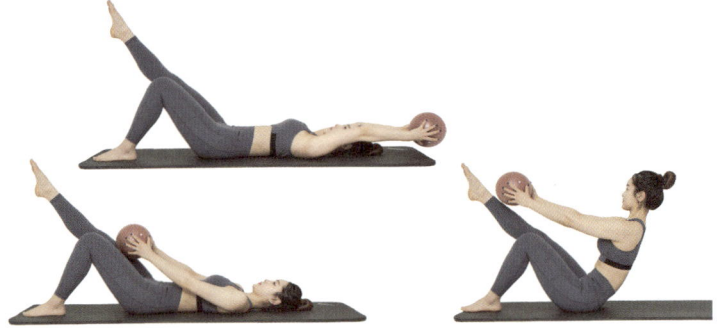

- 한 쪽 무릎은 구부리고 반대쪽 다리는 사선으로 뻗고 누워, 미니볼을 머리 위로 들고 시작 자세를 취한다.
- 호흡을 내쉬며 양손을 무릎 쪽으로 보내면서 복부를 수축하여 '롤업' 해서 올라온다.
- 호흡을 들이마시며 시작 자세로 돌아와 3~5회 반복 후 반대쪽 다리로 바꿔 실시한다.

Tip : 움직임 동안 들고 있는 다리의 높이는 양쪽 무릎이 수평이 되게 유지하면서 실시한다.

티저 Teaser

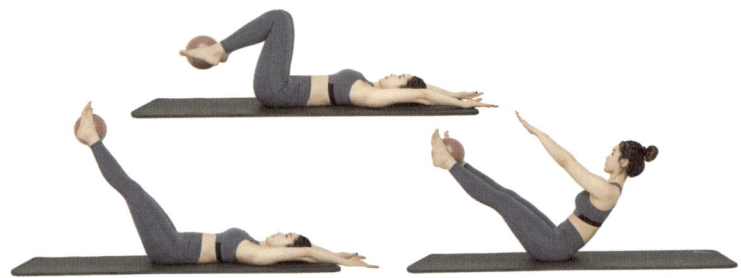

- 무릎을 구부리고 누워 발목 사이에 미니볼을 두고, 양손을 머리 위로 들고 시작 자세를 취한다.
- 호흡을 내쉬며 구부리고 있던 무릎을 펴면서 사선으로 들어올린다.
- 호흡을 들이마셨다 내쉬며 팔을 사선방향으로 뻗으며 척추를 분절하여 상체를 들어올려 '티저'를 실시한다.
- 호흡을 내쉬며 사선에 있는 양손을 먼저 머리 위로 들어올리고 분절하여 시작 자세로 돌아와 5~10회 반복 실시한다.

Tip : 움직임을 부드럽게 통제하고 척추의 분절을 인지하며 실시한다.

티저 핸드 오프 Teaser Hand Off

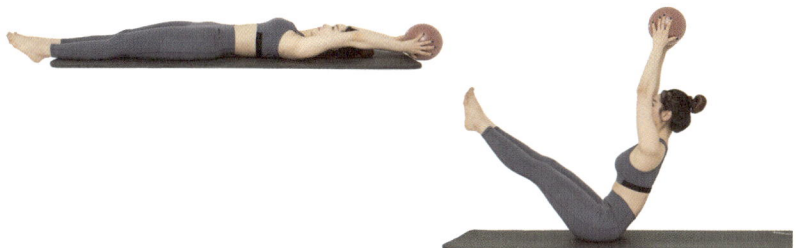

- 다리를 모아 발끝을 뻗은 상태로 누워, 양손으로 미니볼을 잡아 머리 위로 들어올리고 시작 자세를 취한다.
- 호흡을 내쉬며 손을 위쪽으로 보내면서 복부를 수축하여 상체를 일으키고 다리를 사선으로 들어올린다.
- 호흡을 들이마시며 시작 자세로 돌아와 5~10회 반복 실시한다.

Tip : 다리와 팔을 동시에 들어올려 '티저' 를 실시한다.

응용 자세

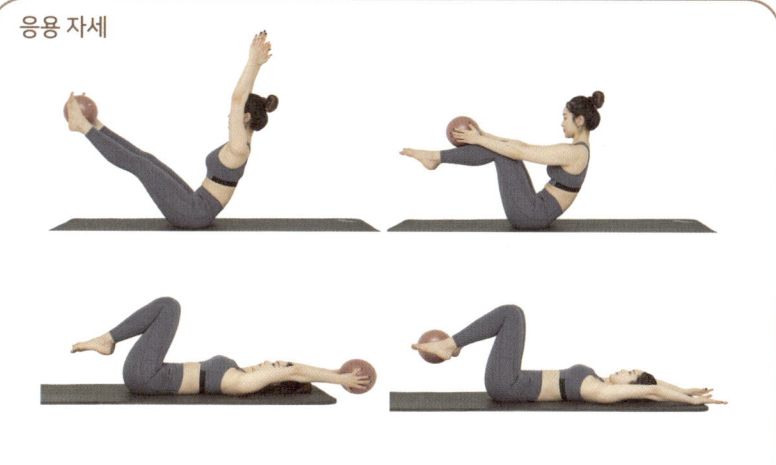

다리의 모양이나 미니볼의 위치를 바꿔서 다양한 응용 동작을 할 수 있다.

티저 피규어 Teaser Figure

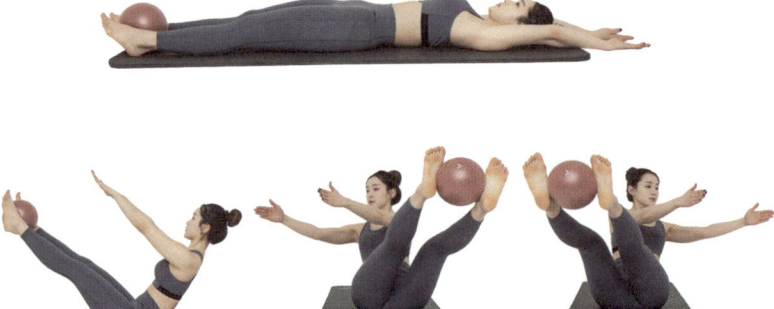

- 발끝을 뻗고 누워 발목 사이에 미니볼을 두고, 양손은 머리 위로 들고 시작 자세를 취한다.
- 호흡을 내쉬며 하체와 상체를 동시에 사선으로 들어올려 '티저'를 실시한다.
- 호흡을 들이마셨다 내쉬며 팔과 다리를 서로 반대 방향으로 회전 시킨다.
- 호흡을 들이마시며 '티저' 자세로 돌아와 호흡을 내쉬며 반대쪽 방향으로 실시 후 시작 자세로 돌아온다.

Tip : 팔과 다리가 교차하도록 최대한 몸을 회전해 비틀며 실시한다.

Sitting
(51가지)

머메이드 Mermaid

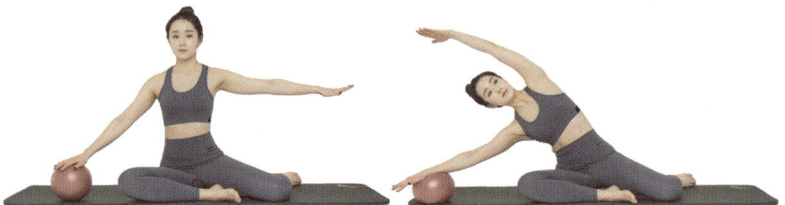

- 인어다리로 앉아, 한 쪽 손 으로 미니볼을 누르고 반대쪽 팔은 가슴 옆으로 뻗어 시작 자세를 취한다.
- 호흡을 내쉬며 미니볼을 한 쪽 방향으로 굴리면서 반대쪽 팔을 머리 위로 들어올려 상체를 기울인다.
- 호흡을 들이마시며 시작 자세로 돌아와 한 쪽 방향을 3~5회 실시 후 반대쪽 방향을 실시한다.

Tip : 상체를 측면으로 기울일 때 양쪽 골반을 바닥으로 눌러내 균형이 무너지지 않도록 유지하며 실시한다.

응용 자세

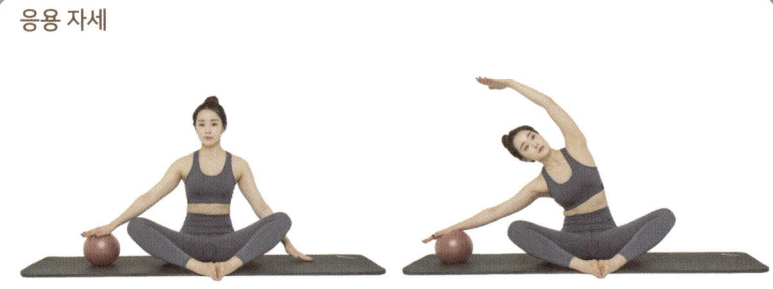

다리의 모양이나 미니볼의 위치를 바꿔서 다양한 응용 동작을 할 수 있다.

머메이드 로테이션 Mermaid Rotation

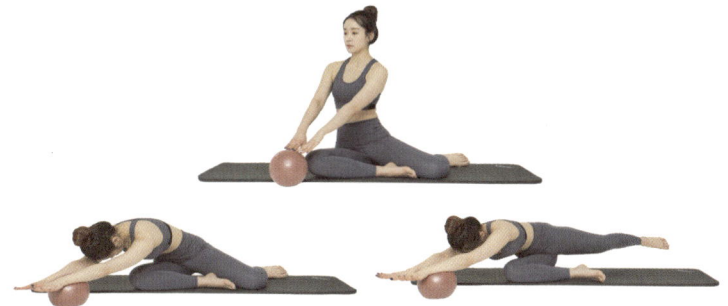

- 인어다리로 앉아 무릎 앞에 미니볼을 놓고, 상체를 회전해 양손을 미니볼에 올리고 시작 자세를 취한다.
- 호흡을 내쉬며 미니볼을 앞쪽 방향으로 굴리면서 상체를 기울이며 뒤쪽 다리는 뒤로 뻗는다.
- 호흡을 들이마시며 시작 자세로 돌아와 한 쪽 방향으로 3~5회 실시 후 반대쪽 방향을 실시한다.

Tip : 손끝부터 발끝까지 일직선이 될 수 있도록 유의하며 실시한다.

오버헤드 쏘우 Overhead Saw

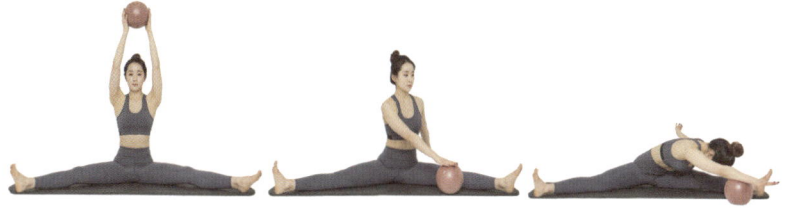

- 두 다리를 넓게 벌리고 앉아, 양손으로 미니볼을 잡고 머리 위로 들어올려 시작 자세를 취한다.
- 호흡을 내쉬며 한 쪽 방향으로 몸통과 팔을 회전해서 미니볼을 바닥에 놓는다.
- 호흡을 들이마셨다 내쉬며 사선 방향으로 굴리며 상체를 숙이고 반대쪽 팔은 뒤로 뻗으며 몸통을 회전한다.
- 호흡을 들이마시며 시작 자세로 돌아와 좌우 번갈아 가면서 5~10회 반복해서 실시한다.

Tip : 척추를 중심으로 회전 시키며 팔은 멀리 뻗으며 팔과 상체를 굴곡 시킨다.

응용 자세

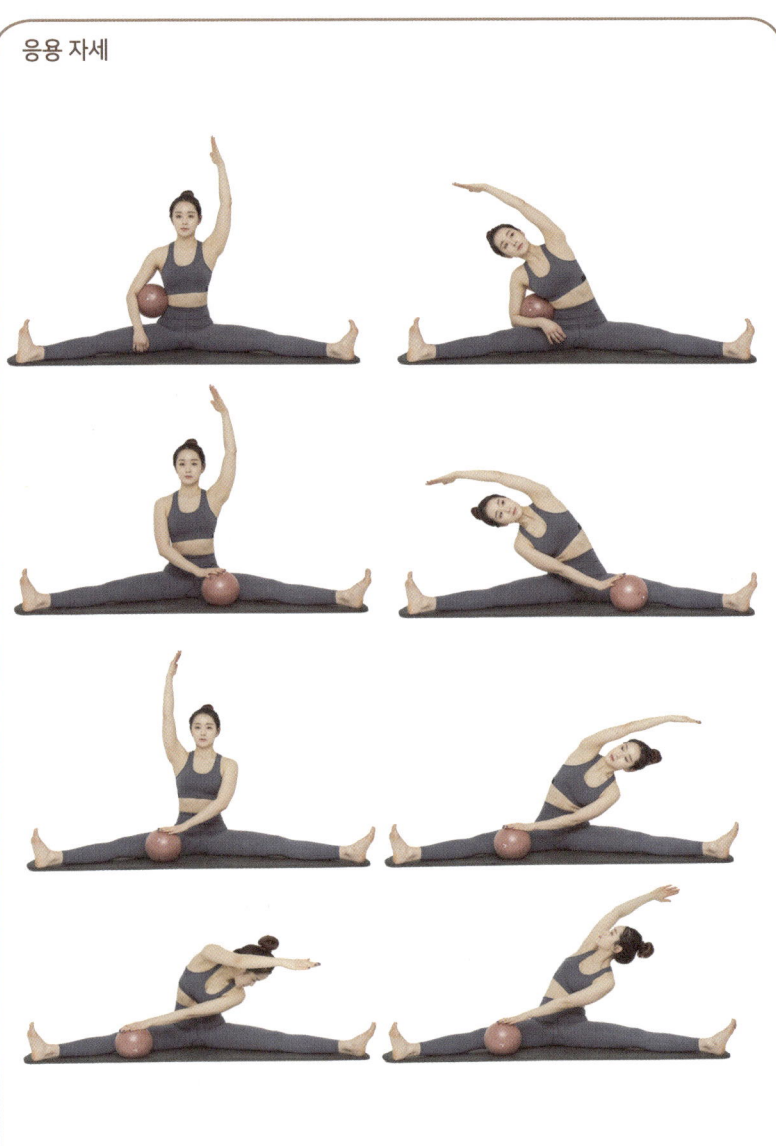

미니볼이나 손 또는 발의 위치 변경으로 다양한 응용 동작을 할 수 있다.

롤링 라이크 어 볼 Rolling Like A Ball

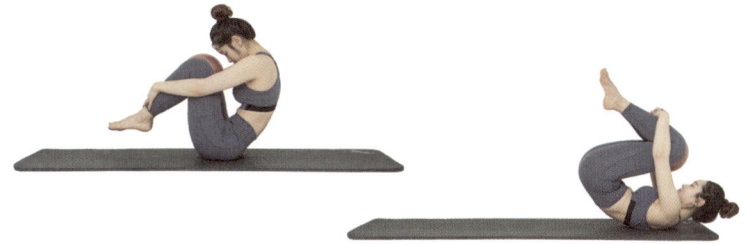

- 무릎을 구부리고 상체를 둥글게 말고 앉아 미니볼을 무릎 사이에 놓고, 양손으로 정강이를 잡아 발끝을 들어올린 후 시작 자세를 취한다.
- 호흡을 들이마시며 내전근과 복부를 수축하며 등을 둥글게 공처럼 말아 뒤로 구른다.
- 호흡을 내쉬며 시작 자세로 돌아와 5~10회 반복해서 실시한다.

> Tip : 다리를 차면서 몸의 반동을 사용하지 않도록 시선을 계속 배꼽에 두고 등을 둥글게 말아 실시한다.

응용 자세

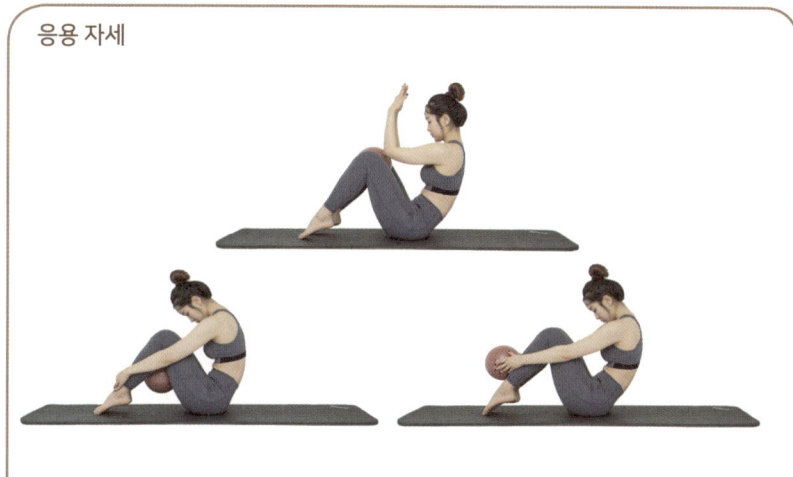

미니볼의 위치를 변경하여 다양한 자세에서 롤링 라이크 어 볼 운동을 할 수 있다.

스파인 스트레치 포워드 Spine Stretch Forward

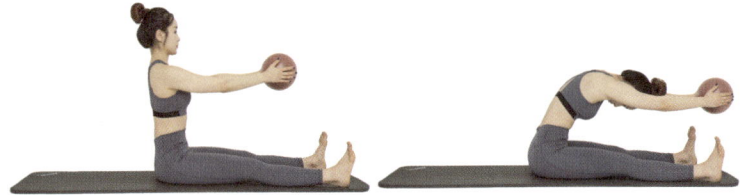

- 다리를 벌리고 발목을 당긴 상태로 앉아, 양손은 미니볼을 잡고 가슴 앞으로 뻗어 시작 자세를 취한다.
- 호흡을 내쉬며 미니볼을 잡은 양손을 앞으로 내밀며 등을 둥글게 말아 척추를 굴곡한다.
- 호흡을 들이마시며 척추를 분절하여 시작 자세로 돌아와 5~10회 반복해서 실시한다.

Tip : 척추의 유연성과 익상견갑 개선에 효과적인 동작이다.

응용 자세

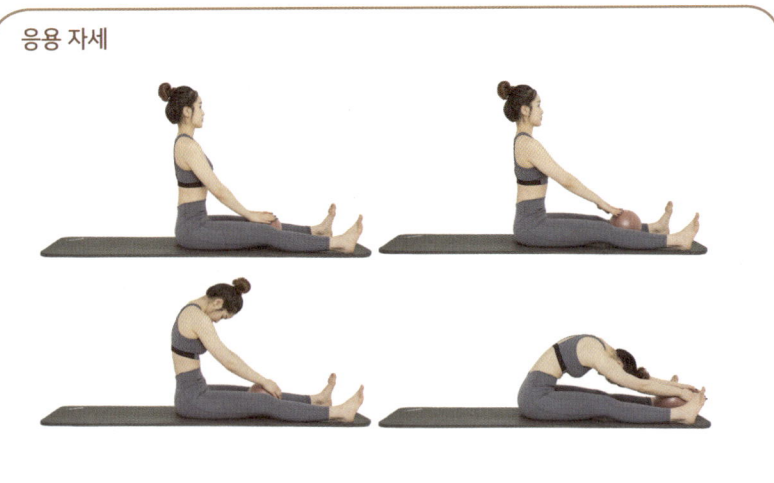

미니볼 또는 다리나 손의 위치 변경으로 다양한 응용 동작을 할 수 있다.

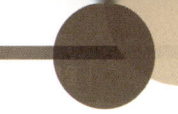

응용 자세

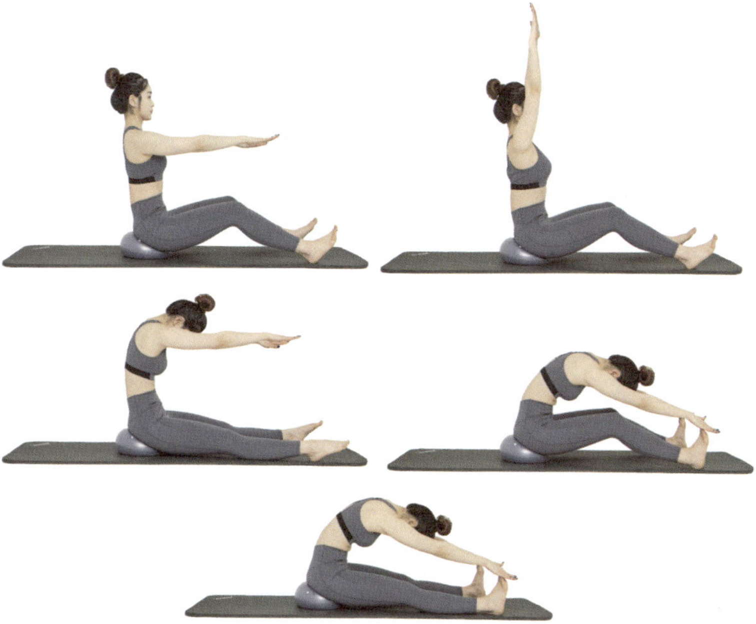

미니볼 또는 다리나 손의 위치 변경으로 다양한 응용 동작을 할 수 있다.

힙 롤 프론트 앤 백 Hip Roll Front And Back

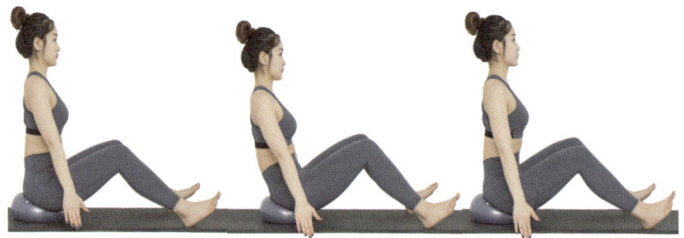

- 미니볼 위에 다리를 골반 너비로 벌리고 앉아 무릎을 구부려 발목을 당기고, 양손끝을 골반 옆에 두고 시작 자세를 취한다.
- 호흡을 내쉬며 골반을 후방경사 시켜 미니볼을 앞으로 굴린다.
- 호흡을 들이마시며 골반을 전방경사 시켜 미니볼을 뒤로 굴린다.
- 호흡을 내쉬며 중립 자세로 돌아와 5~10회 반복해서 실시한다.

Tip : 요추 분절의 유연성과 골반 기능 향상에 효과적인 동작이다.

응용 자세

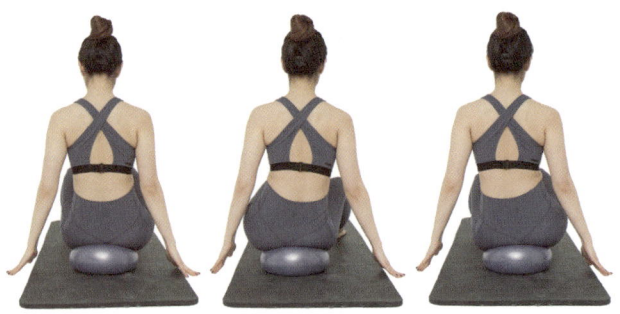

골반의 움직이는 방향을 좌우로 움직이거나, 원을 그리며 실시 할 수 있다.

오픈 레그 락커 Open Leg Rocker

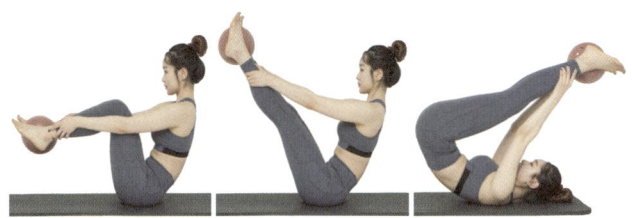

- 발목 사이에 미니볼을 놓고 무릎을 접고 들어올린 상태에서 양손으로 발목을 잡고 시작 자세를 취한다.
- 호흡을 내쉬며 접고 있던 두 무릎을 펴서 사선 방향으로 들어올린다.
- 호흡을 들이마시고 내쉬며 C자 모양을 유지하고 시선은 복부를 바라보며 상체를 뒤로 구른다.
- 호흡을 내쉬며 시작 자세로 돌아와 5~10회 반복해서 실시한다.

Tip : 발끝은 바닥에 닿지 않고 무릎을 뻗어 자연스러운 커브를 유지하며 실시한다.

응용 자세

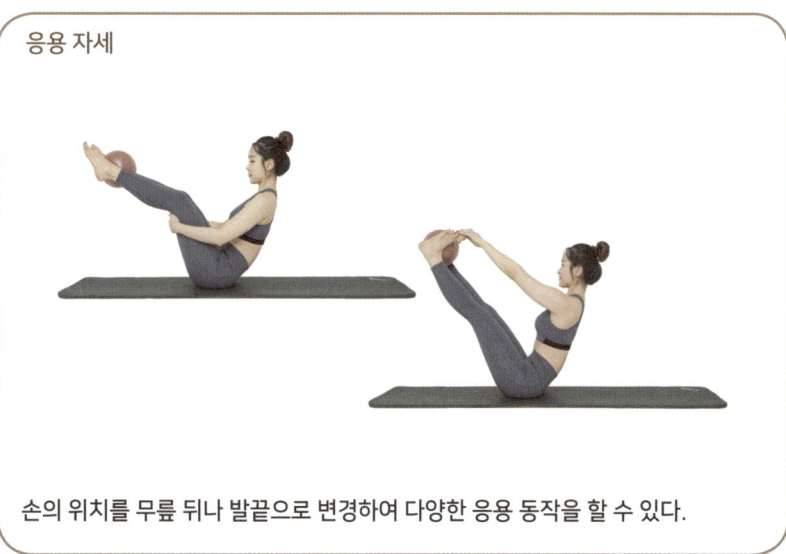

손의 위치를 무릎 뒤나 발끝으로 변경하여 다양한 응용 동작을 할 수 있다.

넥 풀 Neck Pull

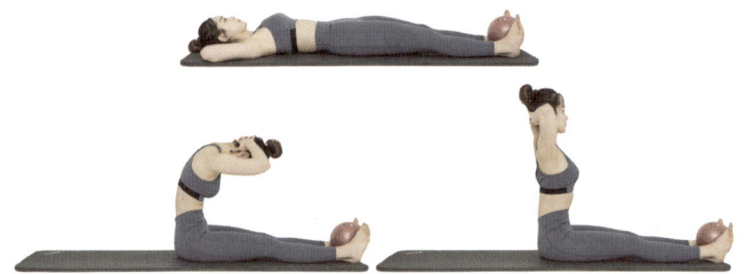

- 발목 사이에 미니볼을 놓고 누워, 양손은 머리 뒤에 놓고 시작 자세를 취한다.
- 호흡을 내쉬며 목부터 상체를 분절하며 상체를 들어올린다.
- 호흡을 들이마시며 상체를 세운 후 '롤다운'하여 반복 실시한다.

Tip : 롤업 및 롤다운 시 움직임을 부드럽고 고르게 유지하며 실시한다.

응용 자세

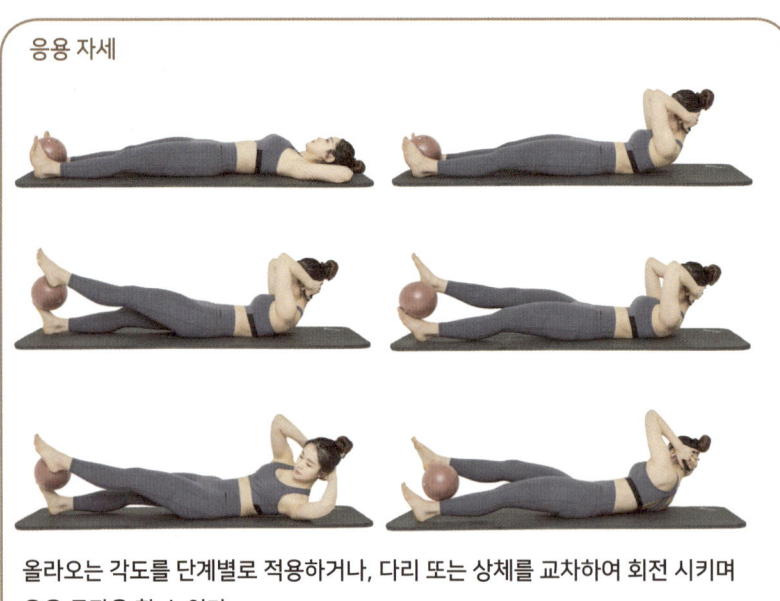

올라오는 각도를 단계별로 적용하거나, 다리 또는 상체를 교차하여 회전 시키며 응용 동작을 할 수 있다.

다이아몬드 스트레치 Diamond Stretch

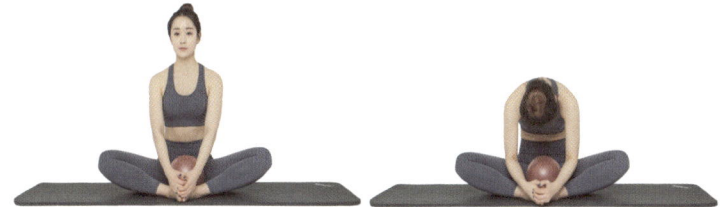

- 발바닥을 모아 무릎을 벌리고 앉아 골반 앞에 미니볼을 놓고, 발을 잡은 상태에서 시작 자세를 취한다.
- 호흡을 내쉬며 복부를 당기고 상체를 발 쪽으로 숙여 호흡을 3~5회 실시하여 스트레칭 시킨다.
- 호흡을 들이마시며 시작 자세로 돌아와 반복해서 실시한다.

Tip : 운동 중 발을 고정하고, 흡입 할 때 몸통을 확장시키며 실시한다.

크로스드 레그 스트레치 Crossed Leg Stretch

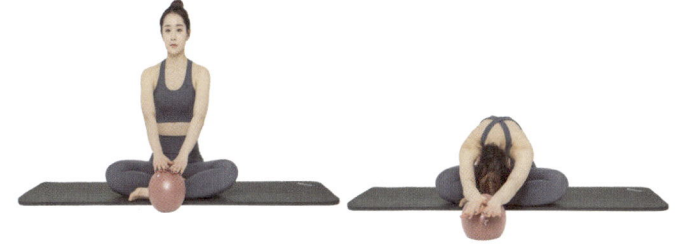

- 양발을 교차하여 몸 쪽으로 당기고 앉아 발목 앞에 미니볼을 놓고, 손끝을 올리고 시작 자세를 취한다.
- 호흡을 내쉬며 복부를 당기고 척추를 굴곡시키며 손바닥이 미니볼 위에 올 수 있도록 팔을 멀리 뻗어 상체를 발 쪽으로 숙여 호흡을 3~5회 하며 스트레칭을 시킨다
- 호흡을 들이마시며 시작 자세로 돌아와 반복해서 실시한다.

Tip : 운동 중 다리는 고정하고, 흡입할 때 몸을 확장시키며 실시한다.

씰 Seal

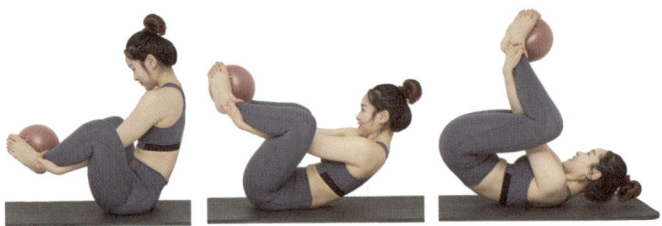

- 좌골 바로 위쪽을 매트에 대고 앉아 발 사이에 미니볼을 놓고 무릎을 벌려 구부린 상태에서, 양손을 무릎 사이로 넣어 바깥쪽 발목을 잡아 발끝을 들어올리고 시작 자세를 취한다.
- 호흡을 내쉬며 발목을 잡은 자세를 유지하면서 척추를 말아 뒤로 구른다.
- 호흡을 들이마시며 시작 자세로 돌아와 반복해서 실시한다.

Tip : 운동 중 시선은 미니볼에 고정하고, 움직임을 부드럽게 조절하며 실시한다.

스몰 펄스 포워드 Small Pulses Forward

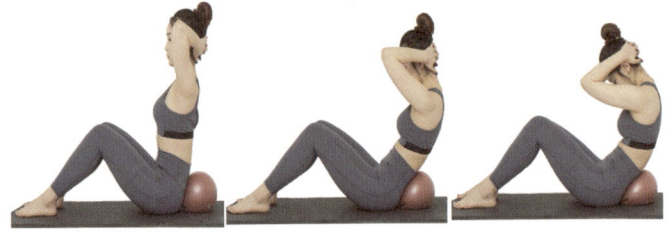

- 미니볼을 골반 뒤에 놓고 무릎을 구부리고 척추는 세워 앉아, 양손은 머리 뒤에 놓고 시작 자세를 취한다.
- 호흡을 내쉬며 시선은 배꼽을 보며 척추를 분절하여 내려가 미니볼에 기댄다.
- 호흡을 들이마시며 척추를 분절하며 시작 자세로 돌아와 5~10회 반복해서 실시한다.

Tip : 척추를 최대한 길게 늘리며 복부의 수축을 유지하며 실시한다.

스몰 펄스 포워드 트위스트 Small Pulses Forward Twist

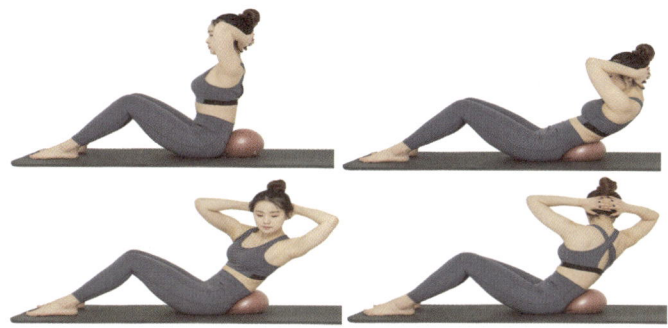

- 미니볼을 골반 뒤에 놓고 무릎을 구부리고 척추는 세워 앉아, 양손은 머리 뒤에 놓고 시작 자세를 취한다.
- 호흡을 내쉬며 척추를 분절하여 미니볼에 기대며 상체를 한 쪽 방향으로 회전 시킨다.
- 호흡을 들이마시며 역순으로 시작 자세로 돌아와 반대쪽 방향으로 실시한다.

Tip : 복부의 수축을 유지하며 상체를 좌우 균일한 범위로 회전 시킨다.

스파이널 리프트 Spinal Lift

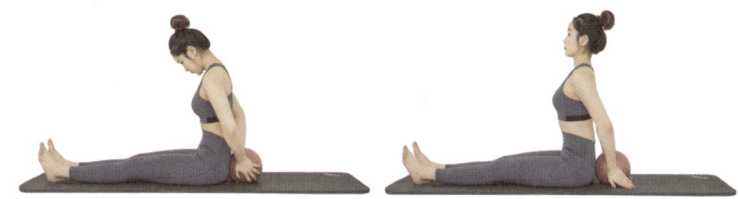

- 미니볼을 골반 뒤에 놓고 앉아 팔꿈치를 구부려 양손을 올리고 시선을 무릎에 두고 시작 자세를 취한다.
- 호흡을 내쉬며 구부리고 있던 팔꿈치를 펴면서 미니볼을 누르고 정면을 볼 수 있도록 상체를 곧게 세운다.
- 호흡을 들이마시며 시작 자세로 돌아와 5~10회 반복해서 실시한다.

Tip : 척추를 최대한 길게 늘리며 엉덩이가 들리지 않게 주의하며 실시한다.

시티드 펠빅 컬 Seated Pelvic Curl

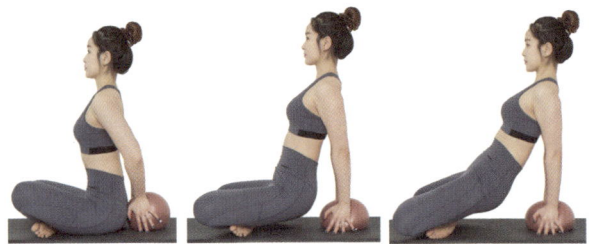

- 양반다리로 앉아 미니볼을 골반 뒤에 놓고 양손을 올리고 팔꿈치를 구부려 시작 자세를 취한다.
- 호흡을 내쉬며 팔꿈치를 펴면서 미니볼을 누르고 상체를 곧게 세우며 엉덩이를 들어올린다.
- 호흡을 들이마시며 시작 자세로 돌아와 5~10회 반복해서 실시한다.

Tip : 척추를 최대한 길게 늘리며 손목 부상에 주의하며 실시한다.

컬 앤 아치 Curl and Arch

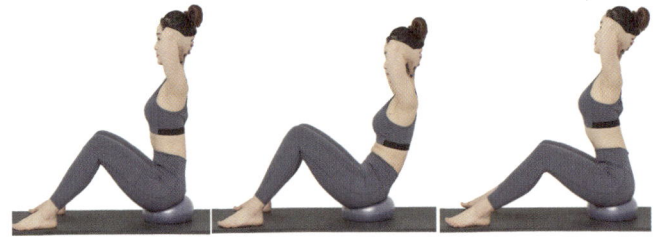

- 미니볼 위에 다리를 골반 너비로 벌리고 무릎을 구부리고 앉아, 양손을 머리 뒤에 두고 시작 자세를 취한다.
- 호흡을 내쉬며 척추를 분절하며 상체를 굴곡시킨다.
- 호흡을 들이마시며 척추를 역순으로 분절하며 상체를 신전시킨다.

Tip : 척추의 유연성을 향상 시킬 수 있도록 분절에 유의하며 실시한다.

스파인 스트레치 포워드 Spine Stretch Forwad

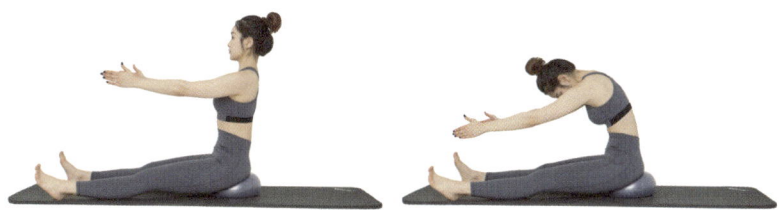

- 미니볼 위에 두 다리를 어깨 너비로 벌리고 앉아, 양손은 가슴 앞에 뻗고 시작 자세를 취한다.
- 호흡을 내쉬며 양손을 발 쪽으로 뻗으면서 척추를 분절하며 상체를 숙인다.
- 호흡을 들이마시며 척추를 역순으로 분절하며 시작 자세로 돌아와 반복 실시한다.

Tip : 발목을 몸 쪽으로 당겨 골반의 중심을 유지하며 실시한다.

응용 자세

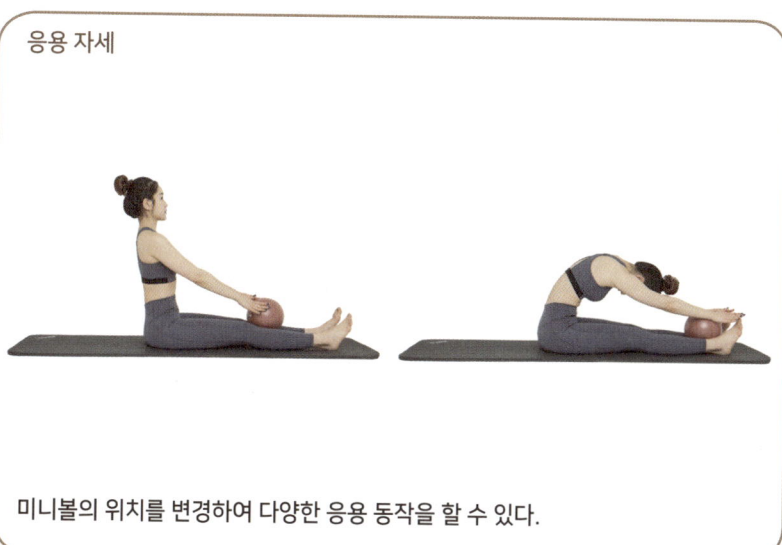

미니볼의 위치를 변경하여 다양한 응용 동작을 할 수 있다.

사이드 스파인 스트레치 Side Spine Stretch

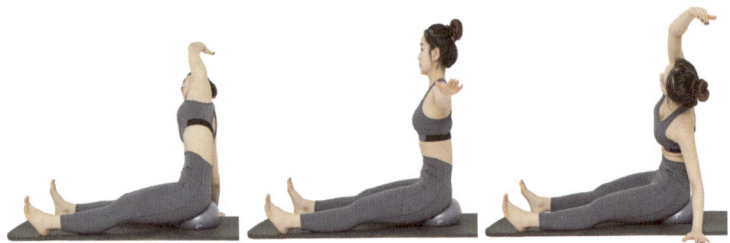

- 미니볼 위에 두 다리를 어깨 너비로 벌리고 앉아, 양손은 가슴 옆에 뻗고 시작 자세를 취한다.
- 호흡을 내쉬며 한 쪽 방향으로 기울여 한 손을 바닥에 대고 반대쪽 손을 머리 위로 넘기며 스트레치 한다.
- 호흡을 들이마시며 시작 자세로 돌아와 반대쪽 방향으로 실시한다.

Tip : 골반의 중립과 상체 앞뒤의 균형을 유지하며 실시한다.

응용 자세

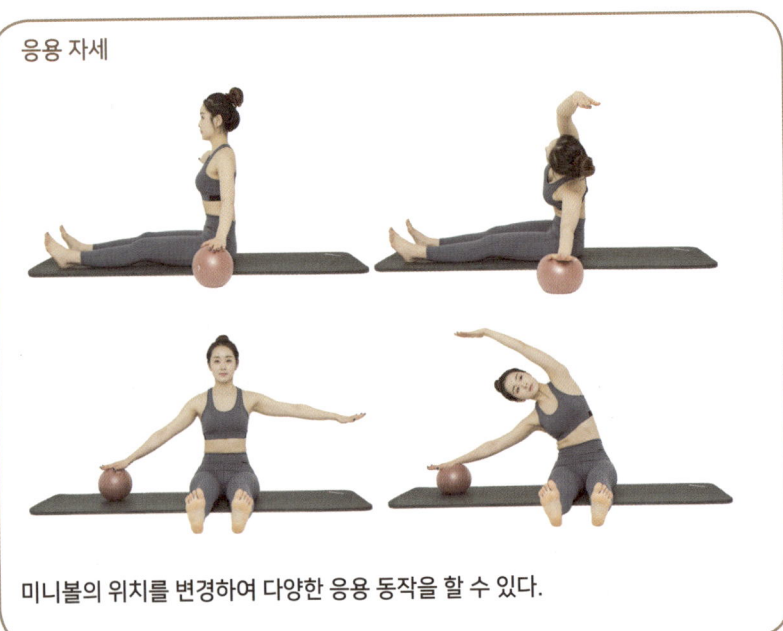

미니볼의 위치를 변경하여 다양한 응용 동작을 할 수 있다.

스파인 트위스트 Spine Twist

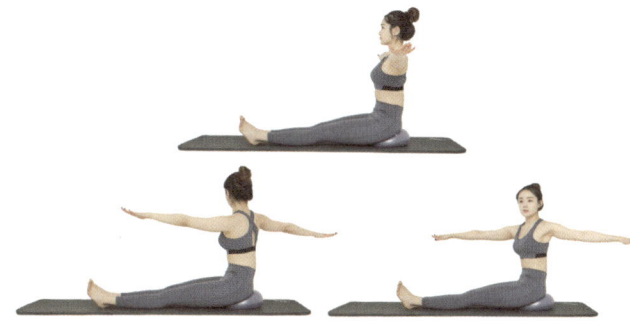

- 미니볼 위에 두 다리를 모으고 앉아, 양손은 가슴 옆으로 뻗고 시작 자세를 취한다.
- 호흡을 내쉬며 시선과 함께 몸통과 팔을 한 쪽 방향으로 회전 시킨다.
- 호흡을 들이마시며 시작 자세로 돌아와 반대쪽 방향으로 실시한다.

Tip : 골반의 균형을 유지하며 척추를 축으로 하여 회전 시킨다.

쏘우 Saw

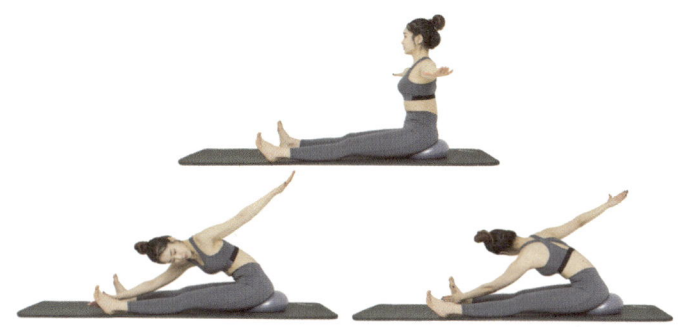

- 미니볼 위에 두 다리를 어깨 너비로 벌리고 앉아, 양손은 가슴 옆에 뻗고 시작 자세를 취한다.
- 호흡을 내쉬며 한 쪽 손은 앞으로 반대쪽 손은 뒤로 뻗으며 몸통과 팔을 한 쪽 방향으로 회전 시키며 숙인다.
- 호흡을 들이마시며 시작 자세로 돌아와 반대쪽 방향으로 실시한다.

Tip : 척추를 중심으로 회전 시키며 팔은 멀리 뻗으며 상체를 굴곡 시킨다.

쏘우 롤 Saw Roll

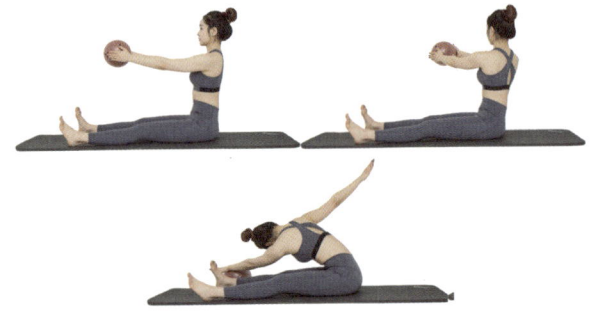

- 다리를 골반 너비로 벌리고 앉아, 양손으로 미니볼을 잡아 가슴 앞으로 뻗고 시작 자세를 취한다.
- 호흡을 내쉬며 한 쪽 방향으로 회전해서 볼을 바닥에 놓고 한 손으로 굴리면서 상체를 숙인다.
- 호흡을 들이마시며 역순으로 시작 자세로 돌아와 좌우 번갈아 가며 5~10회 반복해서 실시한다.

Tip : 상체를 앞으로 굴릴 때 반대쪽 팔은 뒤로 최대한 멀리 뻗으며 실시한다.

오블리크 트위스트 앤 컬 Oblique Twist and Curl

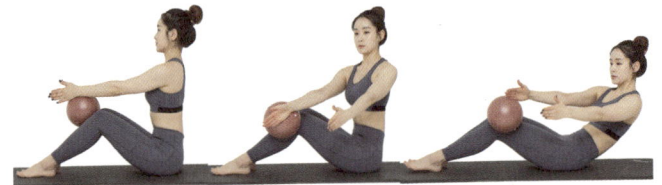

- 다리를 모아 무릎을 구부리고 앉아, 미니볼을 무릎 앞에 놓고 양쪽 손목을 위에 올리고 시작 자세를 취한다.
- 호흡을 내쉬며 미니볼을 굴리며 몸통과 양손을 한 쪽 방향으로 회전 후 척추를 분절해 미니볼이 손에서 떨어지지 않는 범위까지만 뒤로 내려간다.
- 호흡을 들이마시며 시작 자세로 돌아와 반대쪽 방향을 실시하며 양쪽을 번갈아 가면서 실시한다.

Tip : 몸통의 회전 능력과 척추 분절 기능 개선에 효과적인 동작이다.

스파인 트위스트 Spine Twist

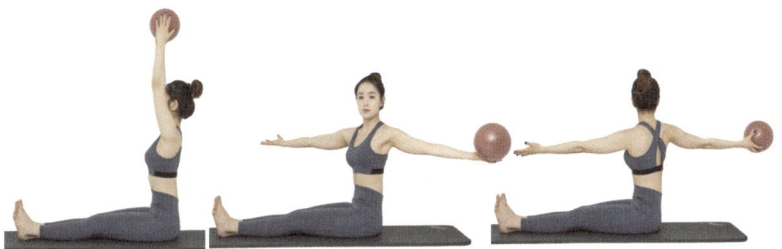

- 다리를 모으고 앉아, 양손으로 미니볼을 잡아 머리 위로 들어올리고 시작 자세를 취한다.
- 호흡을 내쉬며 한 손에 미니볼을 잡고 들어올렸던 팔을 가슴 옆으로 뻗어 몸통을 회전 시킨다.
- 호흡을 들이마시며 시작 자세로 돌아와 좌우 번갈아 가면서 5~10회 반복해서 실시한다

Tip : 어깨를 눌러내고 팔을 최대한 길게 뻗어주며, 척추를 늘리면서 회전한다.

응용 자세

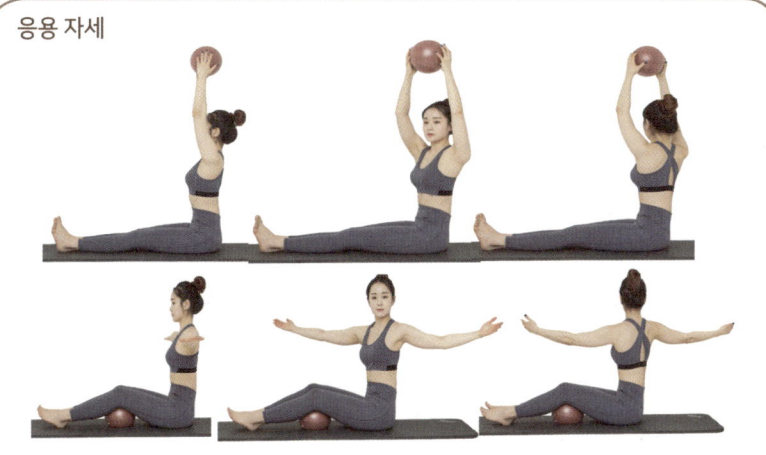

미니볼의 위치나 한 손 또는 양손으로 잡아 다양한 응용 동작을 할 수 있다.

햄스트링 스트레치 Hamstring Stretch

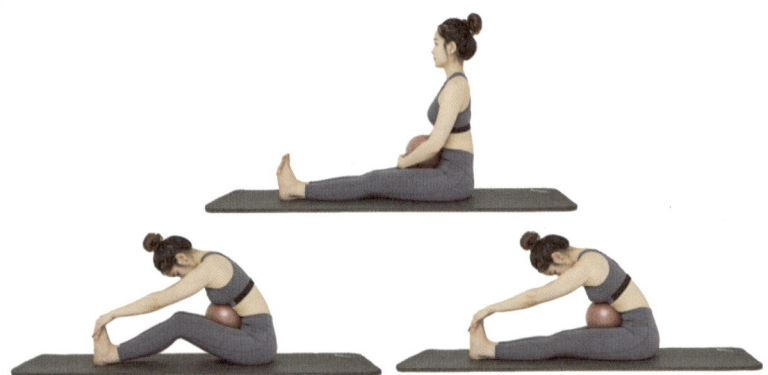

- 다리를 모으고 앉아서 미니볼을 복부 앞에 놓아 양손으로 감싸 안고 시작 자세를 취한다.
- 호흡을 내쉬며 무릎을 살짝 구부리고 상체를 숙여 양손으로 발끝을 잡는다.
- 호흡을 들이마시며 구부렸던 무릎을 펴면서 복부로 미니볼을 누른다.
- 호흡을 내쉬며 무릎을 다시 구부리고 5~10회 반복해서 실시한다

Tip : 무릎을 최대한 펴고, 척추를 굴곡시켜 후방 근육과 근막을 스트레칭 시킨다.

응용 자세

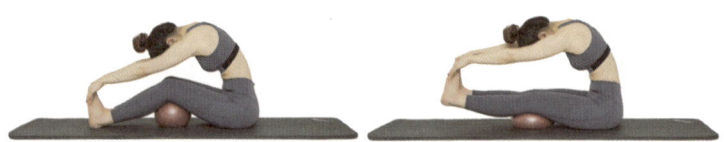

미니볼의 위치나 한 손 또는 양손으로 잡아 다양한 응용 동작을 할 수 있다.

락 백 인투 티저 Rock Back Into Teaser

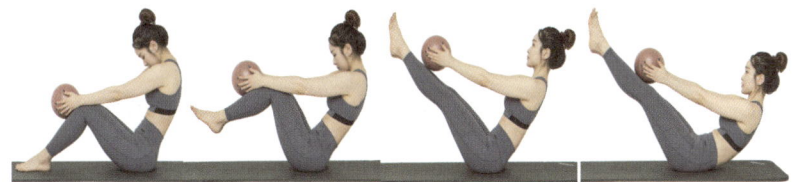

- 다리를 모아 무릎을 구부리고 앉아 복부를 수축하여 상체를 굴곡시키고, 미니볼은 무릎 앞에 놓아 양손으로 잡고 시작 자세를 취한다.
- 호흡을 내쉬며 척추를 분절하여 상체를 펴면서 고관절을 굴곡시켜 발을 바닥에서 들어올린다.
- 호흡을 들이마셨다 내쉬며 접고 있던 무릎을 펴 다리를 사선으로 뻗어 올린다.
- 호흡을 들이마시며 척추를 분절하면서 시작 자세로 돌아와 반복해서 실시한다.

Tip : 움직임을 하는 동안 다리가 움직이지 않도록 골반의 균형을 유지하며 실시한다.

롤 백 인투 티저 Roll Back Into Teaser

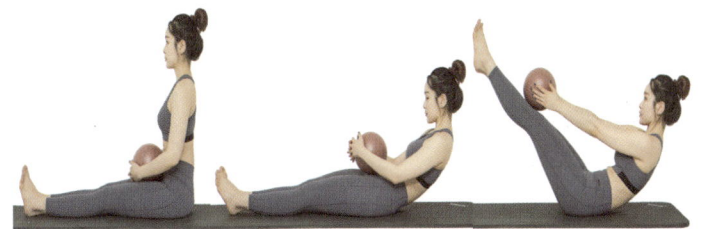

- 다리를 모아 발끝 뻗고 앉아, 미니볼을 복부 앞에 놓아 양손으로 잡고 시작 자세를 취한다.
- 호흡을 내쉬며 척추를 분절하여 내려갔다가, 접었던 팔을 앞으로 뻗어내며 다리를 사선으로 들어 올린다.
- 호흡을 들이마시며 다리를 내리고 뻗었던 팔을 구부리며 시작 자세로 돌아와 반복해서 실시한다.

Tip : 척추 분절을 하는 동안 다리가 움직이지 않도록 골반 균형을 유지하며 실시한다.

볼 인 핸드 티저 Ball In Hand Teaser

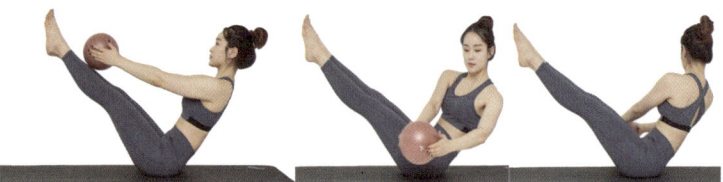

- 다리를 모으고 앉아 발끝을 뻗고, 미니볼을 양손으로 잡고 '티저'를 하여 시작 자세를 취한다.
- 호흡을 내쉬며 한 쪽 방향으로 척추를 중심으로 회전 시켜 미니볼을 바닥으로 향하게 한다.
- 호흡을 들이마시며 시작 자세로 돌아와 반대쪽 방향으로 회전 시키며 번갈아 가면서 실시한다.

Tip : 운동을 하는 동안 복부를 수축하여 다리를 사선으로 들고 유지한 상태에서 실시한다.

볼 인 핸드 투 풋 티저 Ball In Hand to Foot Teaser

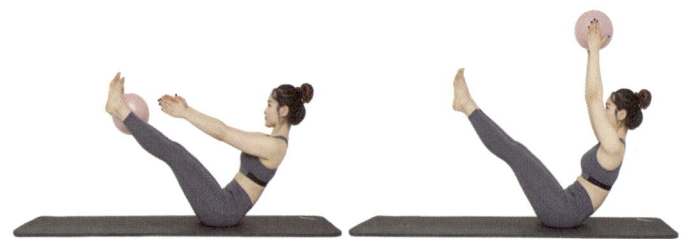

- 미니볼을 발목 사이에 두고 '티저'를 하여 양손을 미니볼에 대고 시작 자세를 취한다.
- 호흡을 들이마시며 미니볼을 양손으로 잡아 머리 위로 들어올린다.
- 호흡을 내쉬며 들어올린 미니볼을 다시 발목 사이로 이동시켜 시작 자세로 돌아와 반복하여 실시한다.

Tip : 운동을 하는 동안 복부를 수축하여 몸을 V자로 유지하며 실시한다.

락 앤 롤 Rock And Roll

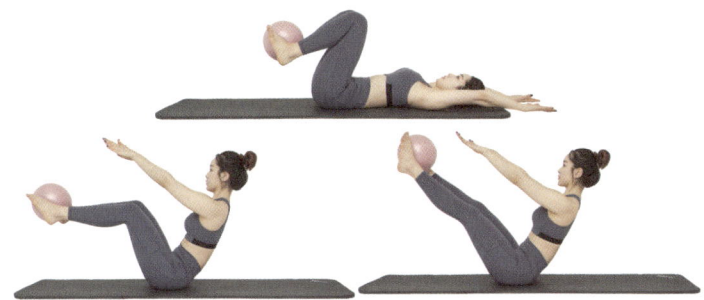

- 발목 사이에 미니볼을 놓고 무릎을 구부리고 누워, 양손은 머리 위로 들고 시작 자세를 취한다.
- 호흡을 내쉬며 들어올렸던 팔을 앞으로 뻗으며 '롤업'하여 올라와 접고 있던 무릎을 사선으로 편다.
- 호흡을 들이마시며 척추를 분절하며 무릎을 구부리고 시작 자세로 돌아와 반복해서 실시한다.

Tip : 움직임을 하는 동안 몸통의 흔들림이나 반동에 주의하며 실시한다.

서포트 티저 Support Teaser

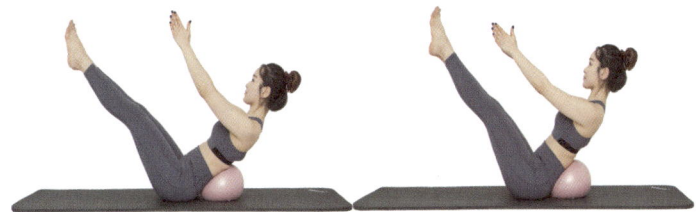

- 미니볼을 허리 뒤에 놓고 앉아, 팔을 가슴 앞에 뻗고 다리는 사선 방향으로 들어올려 시작 자세를 취한다.
- 호흡을 내쉬며 복부를 수축시키고 상체를 들어올리며 두 다리를 바닥에서 더 들어올린다.
- 호흡을 들이마시며 들어올렸던 상체와 다리를 내리며 시작 자세로 돌아와 반복해서 실시한다.

Tip : 움직임을 하는 동안 척추를 길게 늘리며 무릎을 최대한 펴면서 실시한다.

암 레그 티저 Arm Leg Teaser

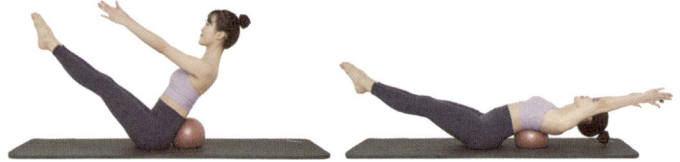

- 미니볼을 허리 뒤에 놓고 앉아, 팔을 가슴 앞에 뻗고 다리는 들어올려 시작 자세를 취한다.
- 호흡을 내쉬며 두 팔을 머리 위로 들어올리며 상체를 신전하며 두 다리를 사선 방향으로 내린다.
- 호흡을 들이마시며 두 팔과 다리를 모아 다시 시작 자세로 돌아와 반복해서 실시한다.

Tip : 움직임을 하는 동안 미니볼에 기대 척추를 길게 늘리며 코어의 안정성을 유지하며 실시한다.

북엔드 Bookends

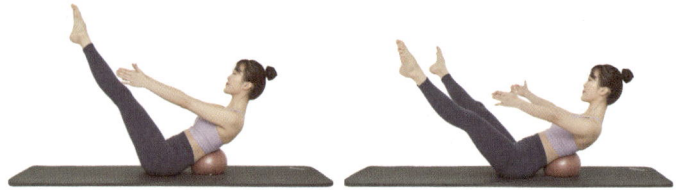

- 미니볼을 허리 뒤에 놓고 기대어 앉아, 팔을 가슴 앞에 뻗고 다리는 사선으로 들어올려 시작 자세를 취한다.
- 호흡을 내쉬며 복부를 수축시키며 양팔과 양다리를 좌우로 벌린다.
- 호흡을 들이마시며 벌렸던 팔과 다리를 모으며 시작 자세로 돌아와 반복해서 실시한다.

Tip : 단계별로 팔과 다리를 벌리는 범위를 늘리며 실시한다.

서포트 시저 Support Scissors

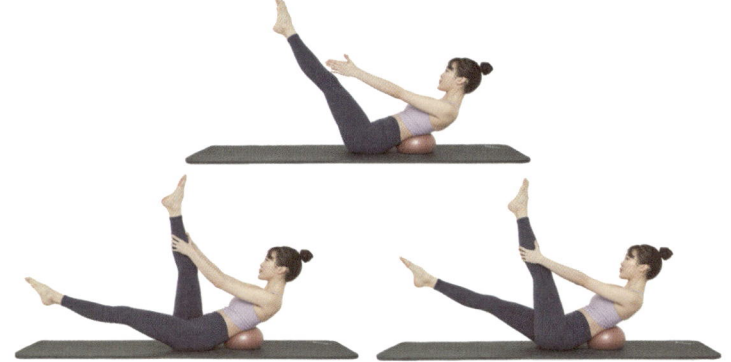

- 미니볼을 허리 뒤에 놓고 기대어 앉아, 팔을 가슴 앞에 뻗고 다리는 사선으로 들어올려 시작 자세를 취한다.
- 호흡을 내쉬며 복부를 수축시키고 한 쪽 다리는 몸 쪽으로 당겨오고 반대쪽 다리는 아래로 내린다.
- 호흡을 들이마시며 시작 자세로 돌아와 다리를 교차하여 실시한다.

Tip : 골반을 고정한 채로 코어의 안정화를 유지하고, 가위질 하듯이 다리를 교차하며 실시한다.

다이아몬드 레그 Diamond Leg

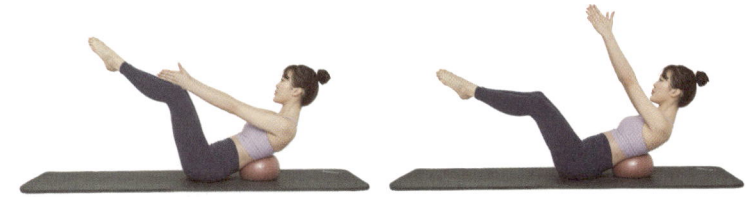

- 미니볼을 허리 뒤에 놓고 기대어 앉아 뒤꿈치끼리 붙인 상태에서 무릎을 구부려 살짝 벌리고, 팔은 가슴 앞에 뻗고 시작 자세를 취한다.
- 호흡을 내쉬며 복부를 수축시키고 뒤꿈치를 붙인 상태로 무릎을 좌우로 벌리며 아래로 내린다.
- 호흡을 들이마시며 다리를 몸 쪽으로 당기며 시작 자세로 돌아와 반복해서 실시한다.

Tip : 뒤꿈치를 붙여 발끝을 벌리고 무릎은 구부린 상태를 유지하며 실시한다.

더블 레그 서클 Double Leg Circles

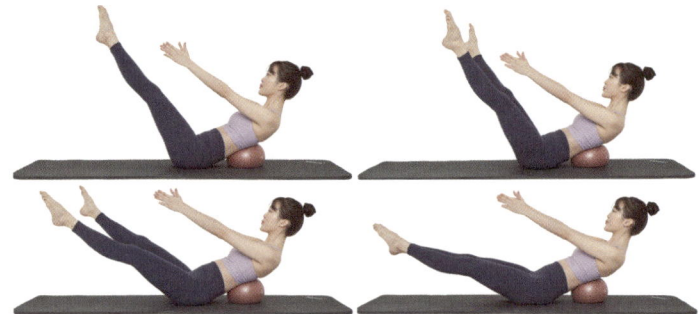

- 미니볼을 허리 뒤에 놓고 기대어 앉아, 팔을 가슴 앞에 뻗고 다리는 사선으로 들어올려 시작 자세를 취한다.
- 호흡을 내쉬며 복부를 수축시키며 양팔과 다리를 동시에 좌우로 벌리며 원을 그린다.
- 호흡을 들이마시며 벌렸던 팔과 다리을 모으며 시작 자세로 돌아와 반복해서 실시한다.

Tip : 원을 그리는 방향을 바꾸며 다양하게 실시한다.

서포트 비트 Support Beats

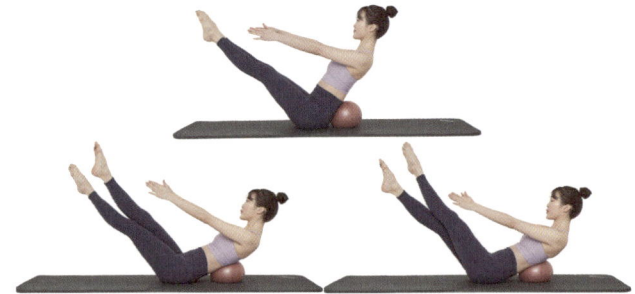

- 미니볼을 허리 뒤에 놓고 기대어 앉아, 팔을 가슴 앞에 뻗고 다리는 사선으로 들어올려 시작 자세를 취한다.
- 호흡을 내쉬며 복부를 수축시키며 다리를 좌우로 교차 시킨다.
- 호흡을 들이마시며 시작 자세로 돌아와 반복해서 실시한다.

Tip : 다리를 내리는 각도와 교차하는 거리로 난이도를 조절할 수 있다.

바이시클 티저 Bicycle Teaser

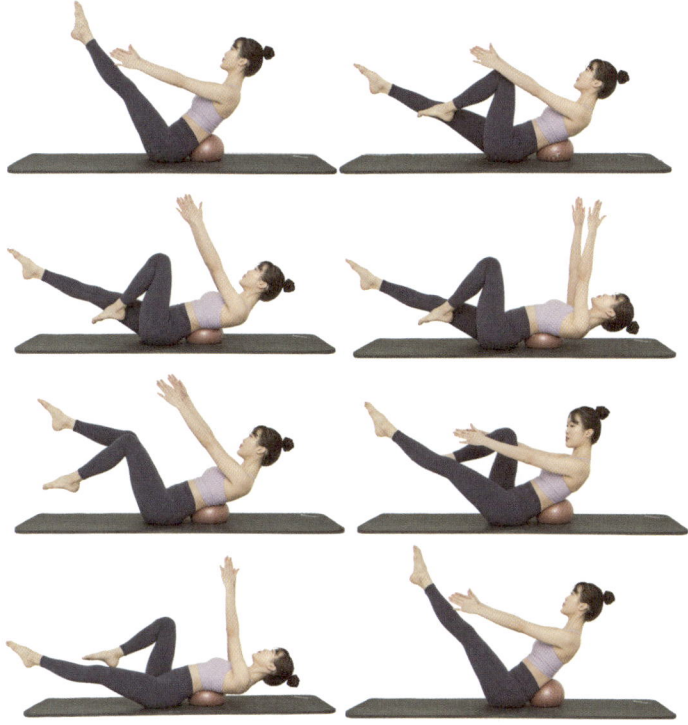

- 미니볼을 허리 뒤에 놓고 기대어 앉아, 팔을 가슴 앞에 뻗고 다리는 사선으로 들어올려 시작 자세를 취한다.
- 호흡을 내쉬며 상체를 미니볼에 기대어 누워, 한 쪽 무릎을 접고 반대쪽 다리는 아래로 뻗어 내린다.
- 호흡을 들이마시며 시작 자세로 돌아와 다리를 교차하여 실시한다.

Tip : 자전거 페달을 밟듯이 공기를 무겁게 눌러내며 실시한다.

백 플랭크 Back Plank

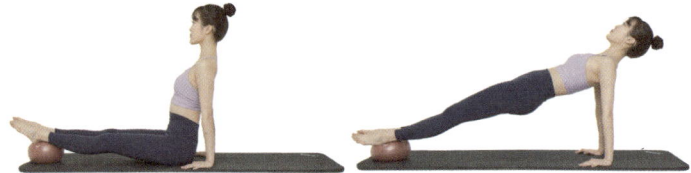

- 다리를 뻗고 앉아 발목 아래에 미니볼을 놓고, 양손은 골반 뒤에 놓고 시작 자세를 취한다.
- 호흡을 내쉬며 엉덩이를 바닥에서 들어올려 몸을 일자로 만들어 준다.
- 호흡을 들이마시며 엉덩이를 내리면서 시작 자세로 돌아와 반복해서 실시한다.

Tip : 둔근에 힘을 주어 들어올리며, 코어를 컨트롤할 수 있어야 한다.

레그 풀 업 Leg Pull Up

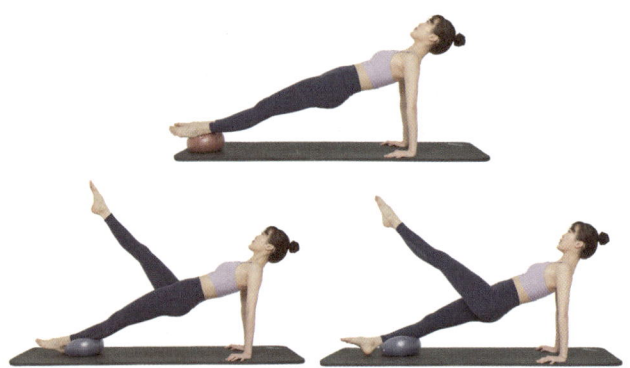

- 발목 아래에 미니볼을 놓고, 양손은 골반 뒤에 놓고 엉덩이를 들어 시작 자세를 취한다.
- 호흡을 내쉬며 엉덩이를 들어올린 상태에서 한 쪽 다리를 사선 위로 들며 몸 쪽으로 끌어당긴다.
- 호흡을 들이마시며 다리를 내리면서 시작 자세로 돌아와 다리를 번갈아 가면서 실시한다.

Tip : 움직임을 하는 동안 골반의 균형을 유지하며 두 다리를 균일한 높이로 들어올리며 실시한다.

Sidelying
(22가지)

사이드 라잉 브레이싱 Side Lying Breathing

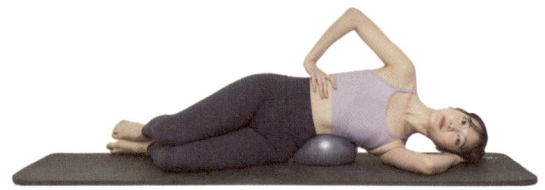

- 미니볼을 가슴 아래 놓고 옆으로 누워 무릎을 접고, 위쪽 손을 갈비뼈 측면에 놓고 시작 자세를 취한다.
- 호흡을 들이마시면서 갈비뼈를 옆으로 확장시키며 아래쪽 미니볼과 위쪽 손을 밀어낸다.
- 호흡을 내쉬며 확장시켰던 갈비뼈를 조이며 시작 자세로 돌아와 3~5회 반복 후 반대쪽을 실시한다.

Tip : 갈비뼈가 좌우로 최대한 확장될 수 있도록 호흡을 조절하며 실시한다.

스파인 로테이션 Spine Rotation

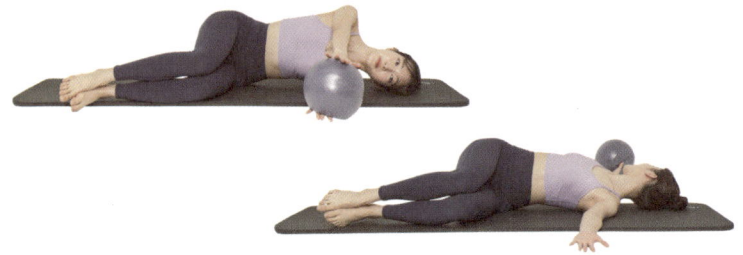

- 옆으로 누워 무릎을 90도로 구부리고, 양손으로 미니볼을 잡고 가슴 앞으로 뻗어 시작 자세를 취한다.
- 호흡을 내쉬며 한 손으로 미니볼을 잡아 가슴이 천장을 볼 수 있게 몸통과 팔을 열어 회전 시킨다.
- 호흡을 들이마시며 역순으로 시작 자세로 돌아와 반복해서 실시한다.

Tip : 팔만 회전하지 않게 몸통 전체를 회전 시키며, 골반이 앞뒤로 기울지 않게 중립을 유지하며 실시한다.

사이드 싯 업 Side Sit-Ups

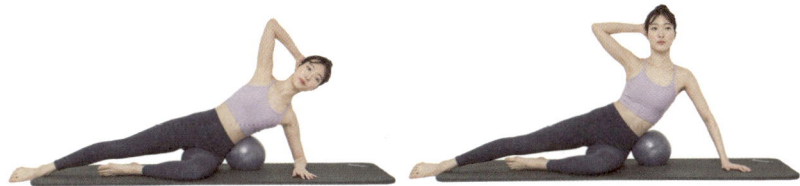

- 옆으로 누워 옆구리에 미니볼을 놓고, 아래쪽 다리의 무릎은 접고 아래쪽 팔꿈치를 구부려 바닥에 둔다. 위쪽 손은 머리 뒤로 두고, 위쪽 다리는 펴고 시작 자세를 취한다.
- 호흡을 내쉬며 아래쪽 손으로 바닥을 누르며 팔꿈치를 펴면서 옆구리를 수축하여 상체를 들어올린다.
- 호흡을 들이마시며 팔꿈치를 구부리며 시작 자세로 돌아와 5~10회 반복해서 실시한다.

Tip : 최대한 반동없이 척추의 정렬을 유지하며 실시한다.

응용 자세

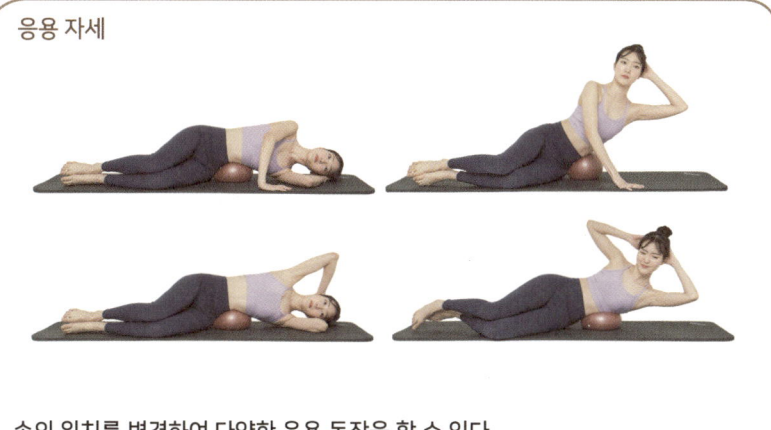

손의 위치를 변경하여 다양한 응용 동작을 할 수 있다.

사이드 싯 업 암 리치 Side Sit-Ups Arm Reach ....

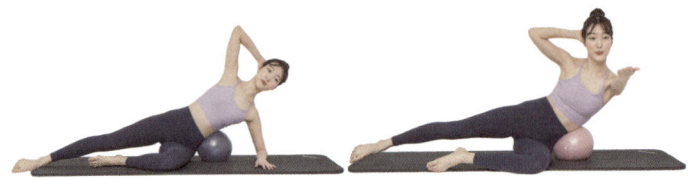

- 옆으로 누워 옆구리에 미니볼을 놓고, 아래쪽 다리의 무릎은 접고 아래쪽 팔꿈치를 구부려 바닥에 둔다. 위쪽 손은 머리 뒤에 두고, 위쪽 다리는 펴고 시작 자세를 취한다.
- 호흡을 내쉬며 아래쪽 손으로 바닥을 누르며 상체를 들어올리고 팔을 가슴 앞쪽으로 뻗는다.
- 호흡을 들이마시며 다시 바닥을 짚으며 시작 자세로 돌아와 5~10회 반복해서 실시한다.

Tip : 옆구리의 힘으로 상체를 들어올리며 팔을 가슴 앞쪽으로 멀리 뻗는다.

사이드 암 로테이션 Side Arm Rotation ....

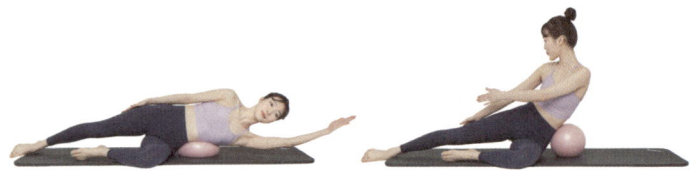

- 미니볼을 옆구리에 두고 옆으로 누워, 아래쪽 다리의 무릎을 접고 위쪽 다리는 편다. 아래쪽 팔은 머리 위로 뻗고 위쪽 팔은 허벅지 옆에 두고 시작 자세를 취한다.
- 호흡을 내쉬며 상체를 들어올리면서 아래쪽 팔을 골반 쪽으로 보내며 몸통을 회전 시킨다.
- 호흡을 들이마시며 상체를 내리며 제자리로 돌아와 5~10회 반복해서 실시한다.

Tip : 상체를 최대한 들어올리며 팔을 앞으로 멀리 뻗는다.

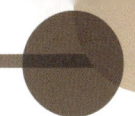

사이드 암 풀 Side Arm Pull

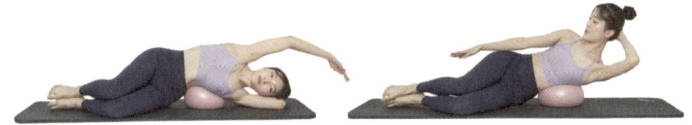

- 미니볼을 옆구리 아래 놓고 무릎을 접고 옆으로 누워, 아래쪽 손으로 머리를 받치고 위쪽 손은 귀 옆으로 뻗어 올려 시작 자세를 취한다.
- 호흡을 내쉬며 상체를 들어올리면서 머리 위 팔을 발끝으로 뻗는다.
- 호흡을 들이마시며 팔과 상체를 내리며 시작 자세로 돌아와 5~10회 반복해서 실시한다.

Tip : 아래팔로 목을 받쳐주며 반동없이 실시한다.

사이드 암 레이즈 Side Arm Raise

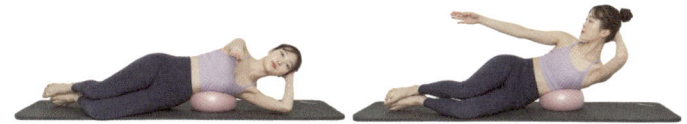

- 미니볼을 옆구리 아래 놓고 무릎을 접고 옆으로 누워, 아래쪽 손은 머리를 받쳐 상체를 세우고 위쪽 손은 가슴 앞에 뻗고 시작 자세를 취한다.
- 호흡을 내쉬며 상체를 들어올리면서 팔을 골반 라인에 맞춰 열어주고 발끝 방향으로 뻗는다.
- 호흡을 들이마시며 팔과 상체를 내리며 시작 자세로 돌아와 5~10회 반복해서 실시한다.

Tip : 팔을 들어올리는 각도에 따라 운동 되는 부위를 변화 시킬 수 있다.

프론트 킥 Front Kicks

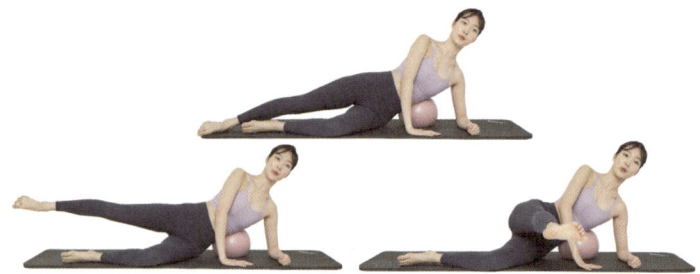

- 옆구리 아래 미니볼을 놓고 팔꿈치를 바닥에 대고 옆으로 누워 아래쪽 다리를 구부리고, 위쪽 손으로 몸통 앞을 짚고 시작 자세를 취한다.
- 호흡을 내쉬며 아래쪽 손바닥으로 바닥을 누르며 위쪽 다리를 들어올려 골반 앞으로 끌어당긴다.
- 호흡을 들이마시며 들어올렸던 다리를 내리며 시작 자세로 돌아와 5~10회 반복해서 실시한다.

Tip : 운동 중 팔꿈치와 손으로 바닥을 밀어내어 어깨가 귀에서 멀리 떨어지도록 주의하며 실시한다.

사이드 레그 레이즈 Side Leg Raise

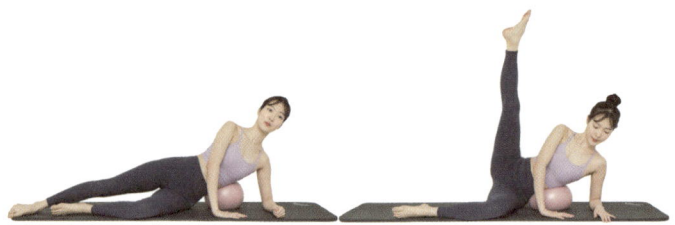

- 옆구리 아래 미니볼을 놓고 팔꿈치를 바닥에 대고 옆으로 누워 아래쪽 다리를 구부리고, 위쪽 손으로 몸통 앞을 짚고 시작 자세를 취한다.
- 호흡을 내쉬며 아래쪽 손바닥으로 바닥을 누르며 위쪽 다리를 외회전 시키며 위로 들어올린다.
- 호흡을 들이마시며 들어올렸던 다리를 내리며 시작 자세로 돌아와 5~10회 반복해서 실시한다.

Tip : 시선은 바닥을 지지하고 있는 손끝에 두어 경추를 보호한다. 몸의 균형을 유지하고 팔이 움직이지 않도록 주의하며 실시한다.

사이드 바이시클 Side Bicycle

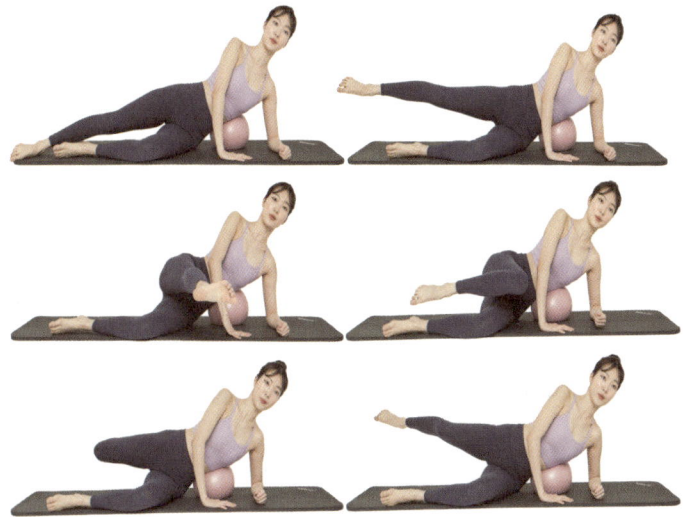

- 옆구리 아래 미니볼을 놓고 팔꿈치를 바닥에 대고 옆으로 누워 아래쪽 다리를 구부리고, 위쪽 손으로 몸통 앞을 짚고 시작 자세를 취한다.
- 호흡을 내쉬며 아래쪽 손바닥으로 바닥을 누르며 위쪽 다리를 골반 앞으로 끌어당긴다.
- 호흡을 들이마시며 끌어당겼던 다리의 무릎을 접었다가 고관절을 펴며 뒤쪽으로 뻗고 시작 자세로 돌아와 5~10회 반복해서 반대 방향으로 실시한다.

Tip : 운동 중 복부를 수축하여 척추를 바르게 유지하고 척추를 길게 늘리며 실시한다.

그랜드 라운드 Grand Round

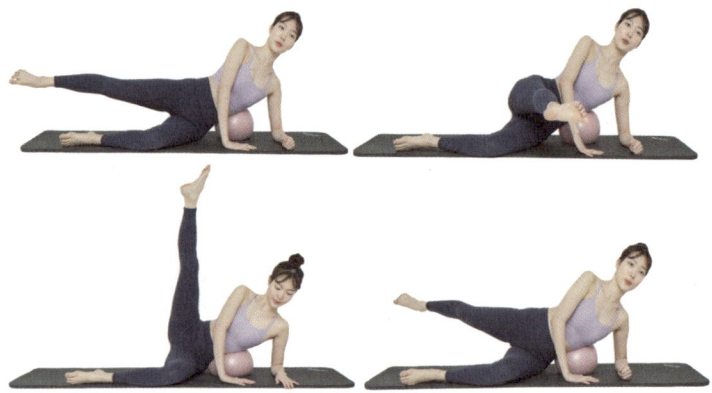

- 옆구리 아래 미니볼을 놓고 팔꿈치를 바닥에 대고 옆으로 누워 위쪽 다리는 뻗고, 아래쪽 다리는 구부리고, 위쪽 손으로 몸통 앞을 짚고 시작 자세를 취한다.
- 호흡을 내쉬며 손바닥으로 바닥을 누르며 위쪽 다리를 골반 앞으로 끌어당긴다.
- 호흡을 들이마시며 끌어당겼던 다리를 외회전 시켜 위쪽으로 들어올린다.
- 호흡을 내쉬며 고관절을 펴내며 뒤쪽으로 큰 원을 그리고 시작 자세로 돌아와 5~10회 반복해서 실시한다.

Tip : 운동 중 움직임을 부드럽게 유지하고 속도를 조절하며 실시한다.

응용 자세

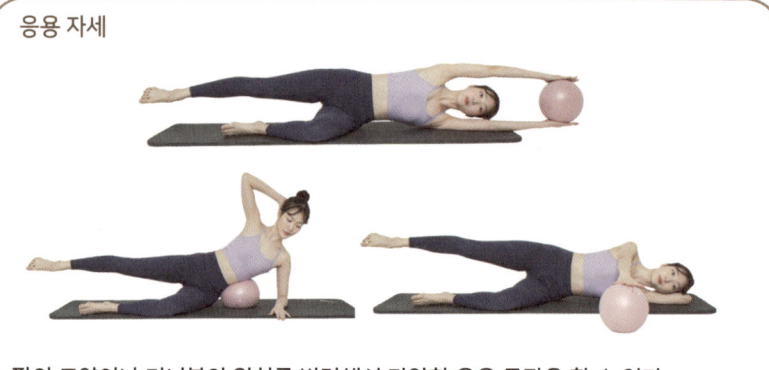

팔의 모양이나 미니볼의 위치를 변경해서 다양한 응용 동작을 할 수 있다.

이너 따이 & 서클 Inner Thigh & Circle

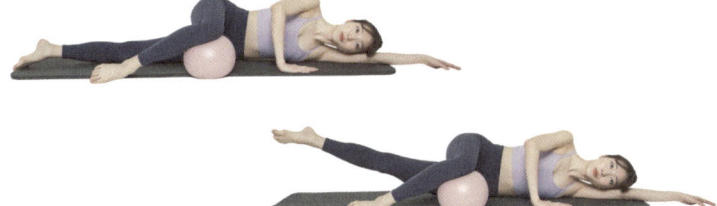

- 옆으로 누워 위쪽 무릎을 접어 미니볼 위에 놓는다. 아래팔을 머리 위로 뻗어 목을 받치고, 위쪽 팔은 몸통 앞에 짚고 시작 자세를 취한다.
- 호흡을 내쉬며 손바닥으로 바닥을 누르고 무릎으로 미니볼을 누르며 아래쪽 뻗은 다리를 들어올린다.
- 호흡을 들이마시며 들어올렸던 다리를 내리며 시작 자세로 돌아와 5~10회 반복해서 실시한다.

Tip : 동작이 익숙해지면 다리를 들어올린 후 원을 그리는 동작을 실시한다.

스파인 버터플라이 Spine Butterfly

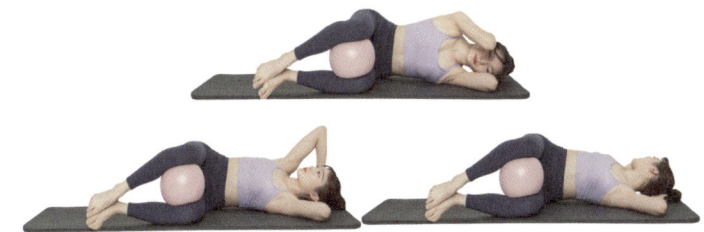

- 다리를 구부리고 옆으로 누워 무릎 사이에 미니볼을 놓고, 양손을 머리 뒤에 대고 팔꿈치를 모아 시작 자세를 취한다.
- 호흡을 내쉬며 미니볼을 누르고 위쪽 팔꿈치를 열어주며 가슴이 천장을 볼 수 있게 몸통을 회전시킨다.
- 호흡을 들이마시며 역순으로 시작 자세로 돌아와 반복해서 실시한다.

Tip : 상부 흉추 기능 개선에 효과적이며, 하부를 개선하고 싶다면 뒷짐을 지고 실시한다.

토르페도 Torpedo

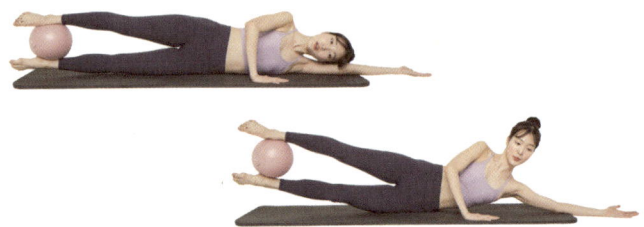

- 옆으로 누워 발목 사이에 미니볼을 놓고, 위쪽 팔은 몸통 앞에나 허벅지 옆에 두고, 아래쪽 팔은 머리 위로 뻗고 시작 자세를 취한다.
- 호흡을 내쉬며 양쪽 다리를 들어올림과 동시에 상체와 머리를 위로 들어올린다.
- 호흡을 들이마시며 상체와 머리, 다리를 내리며 시작 자세로 돌아와 5~10회 반복해서 실시한다.

Tip : 반동 없이 미니볼을 누르며 최대한 위로 들어올린다.

응용 자세

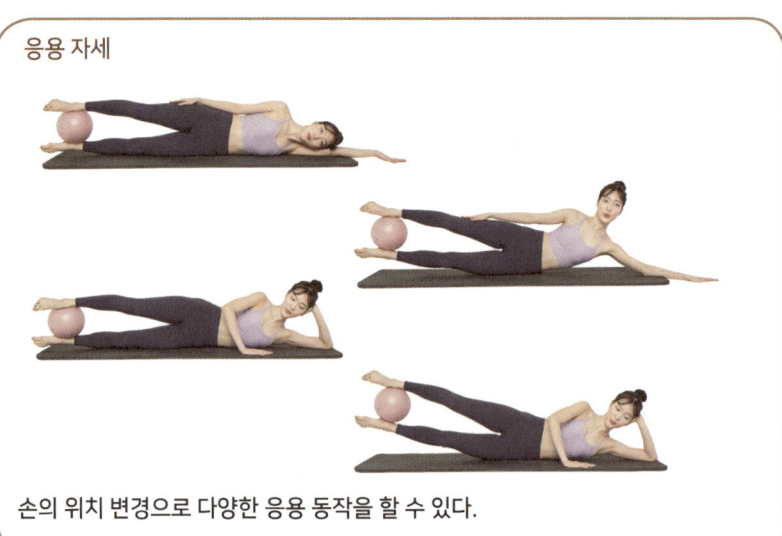

손의 위치 변경으로 다양한 응용 동작을 할 수 있다.

힙 드랍 Hip Drop

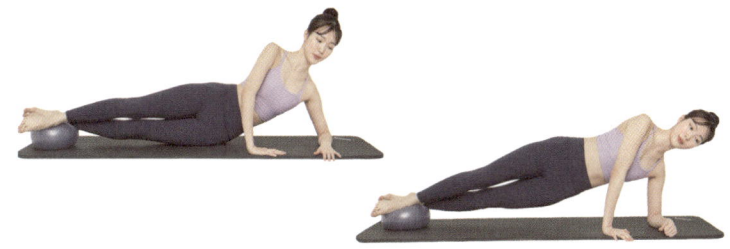

- 옆으로 누워 팔꿈치로 바닥을 짚어 상체를 세우고 위쪽 손은 몸통 앞에 둔다. 발목을 교차하여 미니볼 위에 올리고 시작 자세를 취한다.
- 호흡을 내쉬며 팔꿈치로 바닥을 밀어내면서 상체와 골반을 바닥에서 들어올린다.
- 호흡을 들이마시며 시작 자세로 돌아와 5~10회 반복해서 실시한다.

Tip : 바닥에서 들어올렸을 때 머리부터 발 끝까지 일직선이 될 수 있도록 실시한다.

홈 필라테스 및 필라테스 강사를 위한
미니볼 필라테스 교과서 Mini Ball Pilates

Prone
(15가지)

백 익스텐션 Back Extension

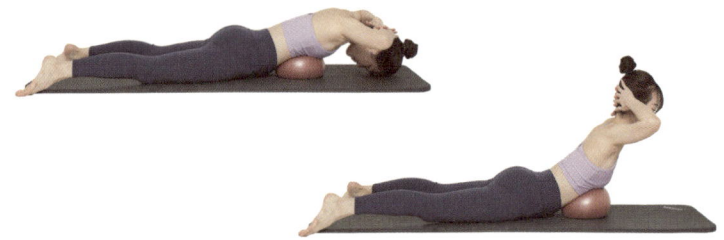

- 미니볼을 가슴과 배 사이에 놓고 엎드린 상태에서 양손을 머리 뒤에 놓고 시작 자세를 취한다.
- 호흡을 내쉬며 양쪽 팔꿈치를 벌리며 상체를 들어올린다.
- 호흡을 들이마시며 시작 자세로 돌아와 5~10회 반복해서 실시한다.

Tip : 과신전으로 인한 허리 부상과 반동에 주의하며 실시한다.

응용 자세

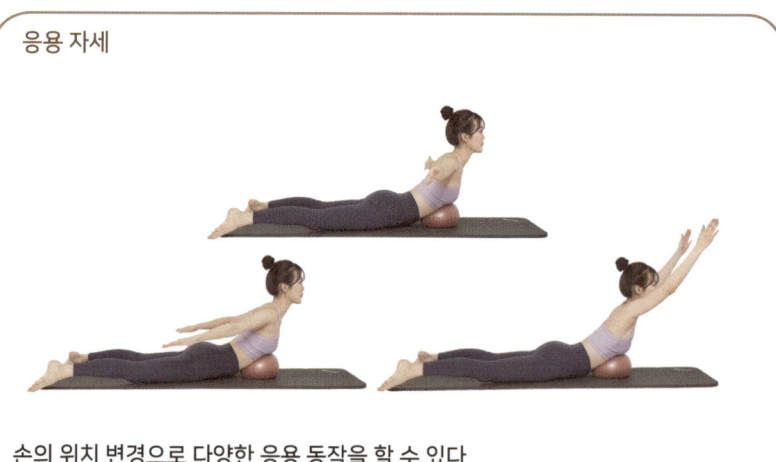

손의 위치 변경으로 다양한 응용 동작을 할 수 있다.

라잉 어라운 더 월드 Lying Around The World

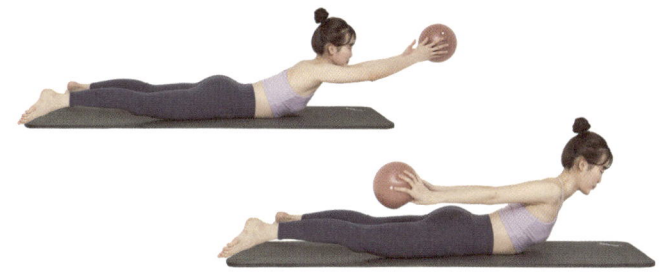

- 엎드린 상태에서 양손으로 미니볼을 잡고 머리 위로 들어 시작 자세를 취한다.
- 호흡을 내쉬며 머리 위에 있던 공을 한 손으로 잡고 원을 그리며 엉덩이 뒤로 이동 시켜 양손으로 잡는다.
- 호흡을 들이마시며 시작 자세로 돌아와 3~5회 반복 후 반대쪽 손으로 원을 그리며 실시한다.

Tip : 복부와 둔근의 수축을 유지하여 과신전에 주의하며 실시한다.

플라잉 이글 Flying Eagle

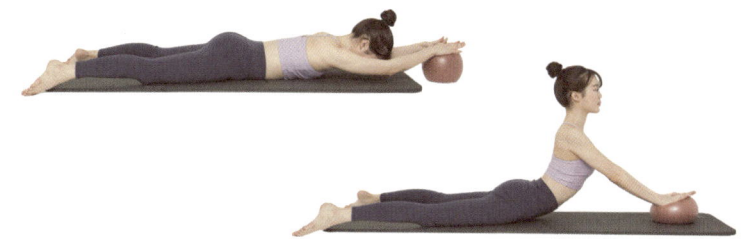

- 엎드린 상태에서 팔을 머리 위로 뻗어 미니볼 위에 손목을 올리고 시작 자세를 취한다.
- 호흡을 내쉬며 상체를 들어올리며 미니볼을 굴려와 손바닥으로 누르며 호흡을 3~5회 실시한다.
- 호흡을 들이마시며 미니볼을 굴리며 내려가 시작 자세로 돌아와 반복해서 실시한다.

Tip : 복부를 수축하고 둔근의 힘을 사용하여 상체를 들어올리고, 허리부상에 주의한다.

더블 레그 킥 Double Leg Kick

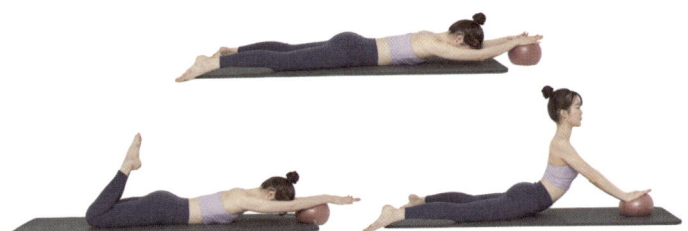

- 엎드린 상태에서 손을 머리 위로 뻗어 미니볼 위에 손목을 올리고 시작 자세를 취한다.
- 호흡을 들이마시며 미니볼을 누르며 무릎을 접어 발끝을 엉덩이 쪽으로 당겨온다.
- 호흡을 내쉬며 접었던 다리를 펴면서 상체를 들어올리며 미니볼을 굴려와 손으로 미니볼을 누른다.
- 호흡을 들이마시며 시작 자세로 돌아와 반복해서 실시한다.

Tip : 요추의 과신전에 주의하고, 목과 어깨가 긴장되지 않게 아래로 눌러내며 실시한다.

원 암 스위밍 One Arm Swiming

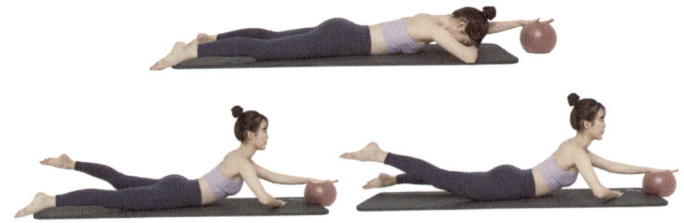

- 엎드린 상태에서 한 쪽 손을 미니볼 위에 올리고 반대쪽 손은 이마에 대고 시작 자세를 취한다.
- 호흡을 내쉬며 미니볼과 바닥을 누르며 상체를 들어올리고 수영을 하듯이 다리를 3~5회 교차한다.
- 호흡을 들이마시며 시작 자세로 돌아와 반복해서 실시한다.

Tip : 운동을 하는 동안 미니볼 위 팔의 팔꿈치를 살짝 구부리고 실시한다.

스위밍 Swiming

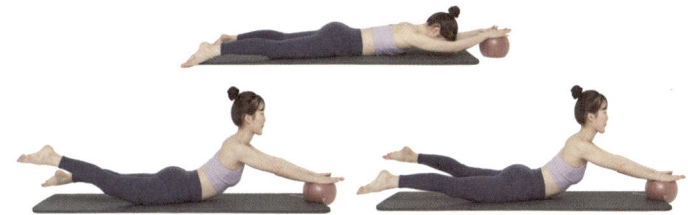

- 엎드린 상태에서 손을 머리 위로 뻗어 미니볼 위에 손목을 올리고 시작 자세를 취한다.
- 호흡을 내쉬며 미니볼을 누르며 상체와 하체를 들어올리고 수영을 하듯이 다리를 3~5회 교차한다.
- 호흡을 들이마시며 시작 자세로 돌아와 반복해서 실시한다.

Tip : 운동을 하는 동안 어깨의 긴장에 주의하고, 척추를 길게 늘리며 실시한다.

미니 스완 Mini Swan

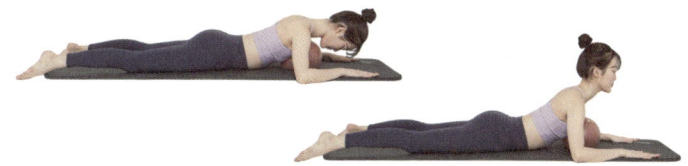

- 엎드린 상태에서 가슴 아래 미니볼을 놓고 팔꿈치 구부려 바닥을 짚고 시작 자세를 취한다.
- 호흡을 내쉬며 손바닥과 팔꿈치로 바닥을 누르며 상체와 머리를 위로 들어올린다.
- 호흡을 들이마시며 시작 자세로 돌아와 반복해서 실시한다.

Tip : 골반을 바닥에 고정한 상태에서 척추를 길게 늘리고 흉골을 들어올리며 실시한다.

스완 위드 암 리프트 Swan with Arm Lift

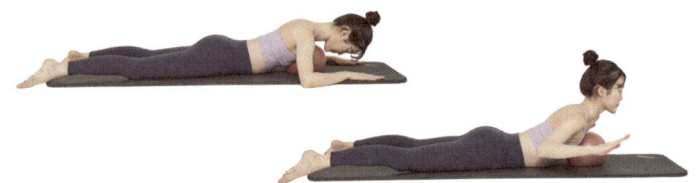

- 엎드린 상태에서 가슴 아래 미니볼을 놓고 팔꿈치 구부려 바닥을 짚고 시작 자세를 취한다.
- 호흡을 내쉬며 양팔을 바닥에서 들어올리며 상체와 머리를 위로 들어올린다.
- 호흡을 들이마시며 시작 자세로 돌아와 반복해서 실시한다.

Tip : 어깨의 위치를 고정하고 팔꿈치를 접은 상태를 유지하며 반복 실시한다.

스완 위드 로테이션 Swan with Roatation

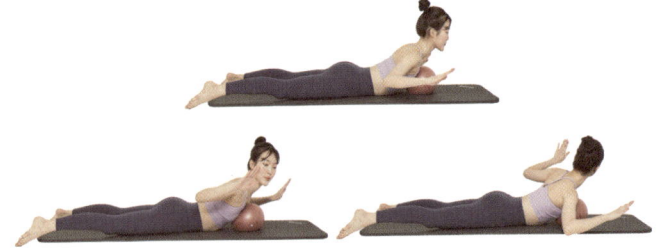

- 엎드린 상태에서 가슴 아래 미니볼을 놓고 팔꿈치 구부려 들어올리고 시작 자세를 취한다.
- 호흡을 내쉬며 양팔을 가슴 옆 위치에 고정한 상태에서 상체를 한 쪽 방향으로 회전 시킨다.
- 호흡을 들이마시며 시작 자세로 돌아와 반대방향으로 실시한다.

Tip : 좌우 균형을 유지한 상태에서 최대한 회전 시키며 실시한다.

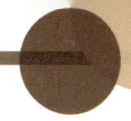

스완 암 서클 Swan Arm Circle

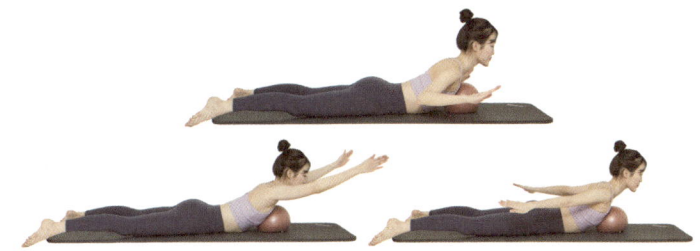

- 엎드린 상태에서 가슴 아래 미니볼을 놓고 팔꿈치 구부려 들어올리고 시작 자세를 취한다.
- 호흡을 내쉬며 팔꿈치를 펴면서 양손을 앞으로 뻗어 골반 옆쪽으로 크게 원을 그린다.
- 호흡을 들이마시며 팔꿈치를 접으며 시작 자세로 돌아와 반복해서 실시한다.

Tip : 수영에서 평영을 하듯이 원을 그리면서 실시한다.

스완 Swan

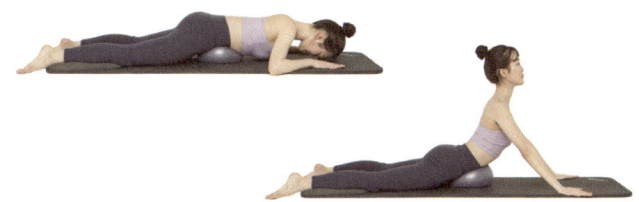

- 엎드린 상태에서 골반 아래 미니볼을 놓고, 팔꿈치 구부려 바닥을 짚고 시작 자세를 취한다.
- 호흡을 내쉬며 손바닥으로 바닥을 누르고 팔꿈치를 펴면서 상체와 머리를 위로 들어올린다.
- 호흡을 들이마시며 시작 자세로 돌아와 반복해서 실시한다.

Tip : 미니볼을 밀어내면서 복부를 수축시키고, 척추를 길게 늘려 흉골을 들어올리며 실시한다.

스완 락킹 Swan Rocking

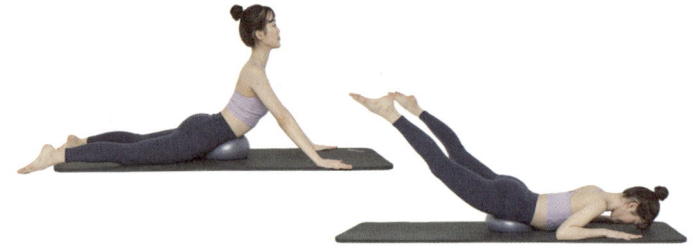

- 엎드린 상태에서 골반 아래 미니볼을 놓고, 바닥을 짚고 상체를 신전시켜 시작 자세를 취한다.
- 호흡을 내쉬며 팔꿈치를 구부려 상체를 내리면서 두 다리를 위로 들어올린다.
- 호흡을 들이마시며 다리를 내리면서 상체를 들어올려 시작 자세로 돌아와 반복해서 실시한다.

Tip : 허리 부상과 반동에 주의하며 좌우 균형을 유지하며 실시한다.

싱글 레그 킥 Single Leg Kick

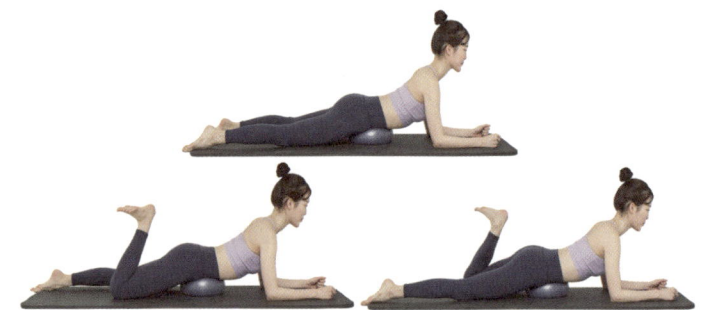

- 엎드린 상태에서 골반 아래 미니볼을 놓고, 팔꿈치 구부려 바닥을 짚고 시작 자세를 취한다.
- 호흡을 내쉬며 한 쪽 다리의 무릎을 접어 몸 쪽으로 끌어당기고 반대쪽 다리는 바닥을 누른다.
- 호흡을 들이마시며 시작 자세로 돌아와 다리를 교차하여 반복해서 실시한다.

Tip : 수영의 물장구를 치듯이 두 발을 번갈아 가면서 실시한다.

서포트 스위밍 Support Swining

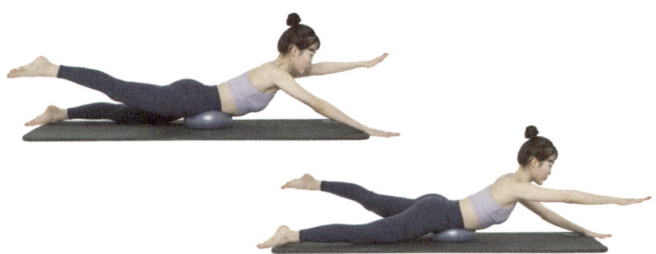

- 엎드린 상태에서 미니볼을 골반 아래 놓고 양손을 뻗고 시작 자세를 취한다.
- 호흡을 내쉬며 사선패턴의 상체와 하체를 들어올리고 수영을 하듯이 손과 다리를 5~10회 교차한다.
- 호흡을 들이마시며 시작 자세로 돌아와 반복해서 실시한다.

Tip : 운동을 하는 동안 팔은 과하게 들지 않고, 머리부터 척추까지 일직선으로 유지하며 실시한다.

홈 필라테스 및 필라테스 강사를 위한

미니볼 필라테스
교과서 Mini Ball Pilates

Kneeling
(4point, 2pint / 3가지)

C-커브 롤링 C-curve Rolling

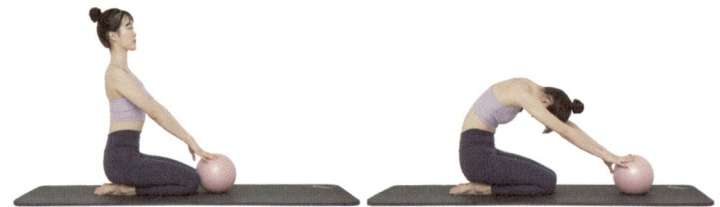

- '닐링' 자세에서 엉덩이를 대고 무릎 앞에 미니볼을 놓고 손끝을 뻗어 올려 시작 자세를 취한다.
- 호흡을 내쉬며 복부를 수축하고 척추를 분절하여 미니볼을 앞으로 굴리며 상체를 굴곡한다.
- 호흡을 들이마시며 척추를 분절하여 시작 자세로 돌아와 반복해서 실시한다.

Tip : 목과 어깨의 긴장에 주의하며 실시한다.

응용 자세

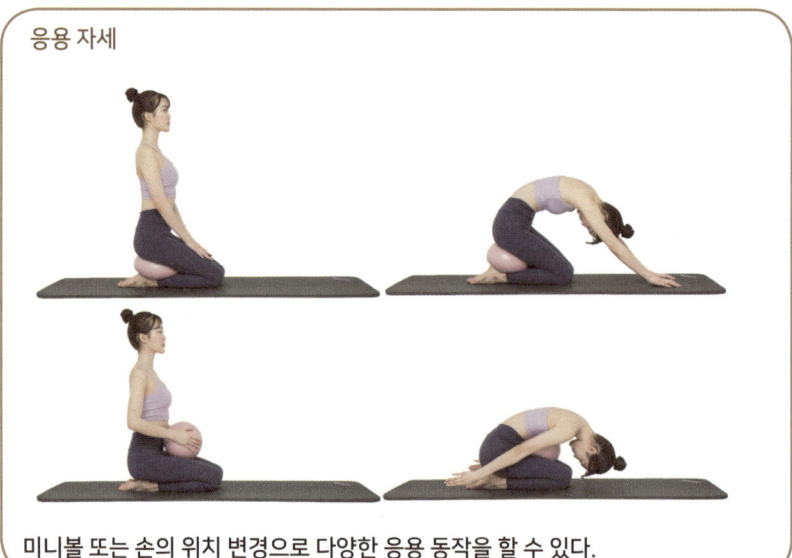

미니볼 또는 손의 위치 변경으로 다양한 응용 동작을 할 수 있다.

캣 스트레치 Cat Stretch

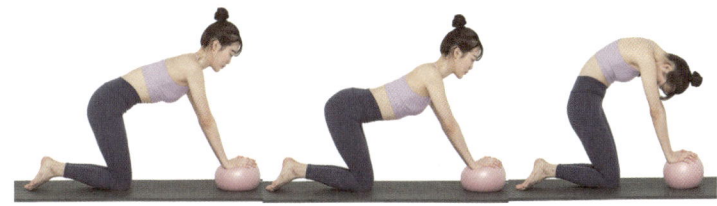

- '네발기기' 자세에서 양손 아래 미니볼을 놓고 시작 자세를 취한다.
- 호흡을 들이마시며 미니볼을 누르며 척추를 분절하며 신전하여 아치를 만든다.
- 호흡을 내쉬며 고개를 숙이며 복부를 수축하고 척추를 굴곡하여 아치를 만든다.
- 호흡을 들이마시며 시작 자세로 돌아와 반복해서 실시한다.

> Tip : 운동 중 척추를 분절하며 아치를 만들며, 척추를 길게 늘리고 움직임을 부드럽게 실시한다.

힙 로테이션 Hip Rotation

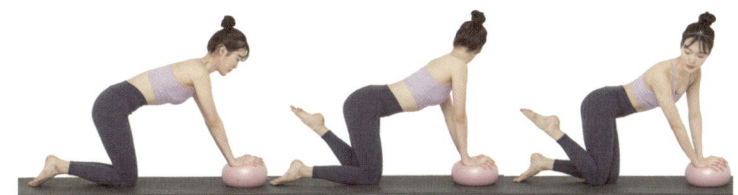

- '네발기기' 자세에서 양손 아래 미니볼을 놓고 시작 자세를 취한다.
- 호흡을 들이마시며 한 쪽 발끝을 바깥쪽으로 돌리고 상체를 회전 시켜 시선을 발끝에 둔다.
- 호흡을 들이마시며 시작 자세로 돌아와 반대쪽 다리를 실시한다.

> Tip : 운동 중 미니볼을 눌러내어 흉추의 정렬을 유지하고, 골반의 균형을 유지하며 실시한다.

플랭크 Planks

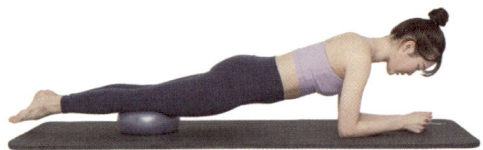

- ¹팔꿈치를 바닥에 대고 엎드려 무릎 아래에 미니볼을 놓고 시작 자세를 취한다.
- ²호흡을 내쉬며 팔꿈치로 바닥을 밀어내면서 골반의 중심을 유지한다.
- ³호흡을 들이마시며 시작 자세로 돌아와 반복해서 실시한다.

> Tip : 견갑골의 전인/후인을 인지하고, 운동 중 복부를 수축하며 척추의 정렬을 유지하면서 실시한다.

응용 자세

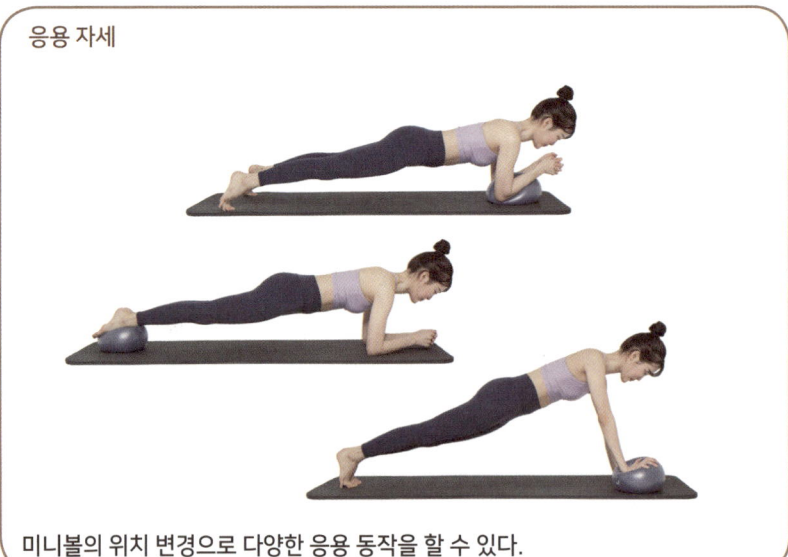

미니볼의 위치 변경으로 다양한 응용 동작을 할 수 있다.

푸시업 Push Ups

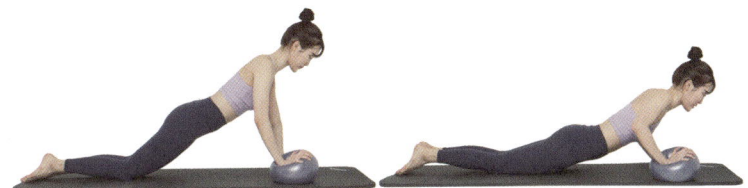

- '무릎과 양손을 펴 바닥에 대고 한 쪽 손 아래에 미니볼을 놓고 시작 자세를 취한다.
- '호흡을 내쉬며 팔꿈치를 구부리면서 가슴이 바닥과 가까워지게 내려간다.
- '호흡을 내쉬며 팔꿈치를 펴며 몸통을 들어올리고 시작 자세로 돌아와 반복해서 실시한다.

Tip : 운동 중 복부를 수축하고 머리부터 골반까지 일직선이 되게 유지하면서 실시한다.

응용 자세

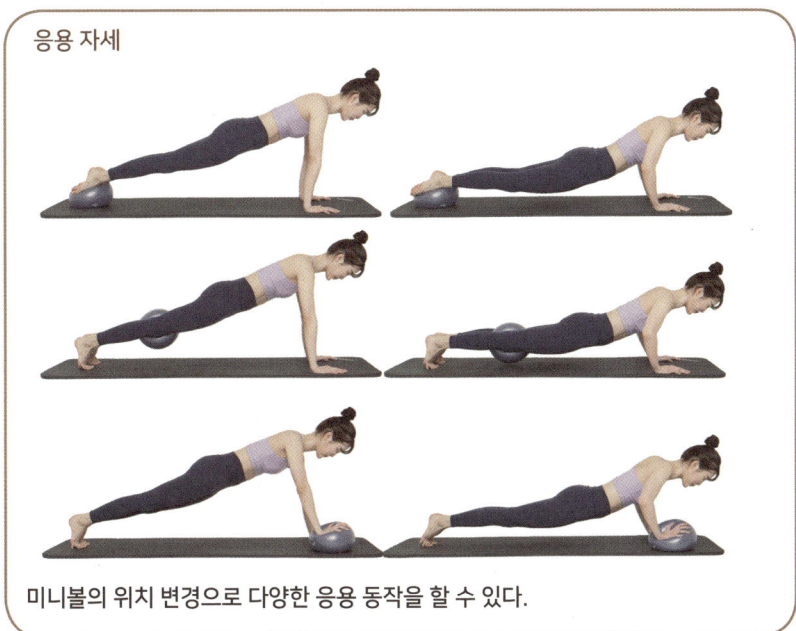

미니볼의 위치 변경으로 다양한 응용 동작을 할 수 있다.

니 스트레치 Knee Stretch

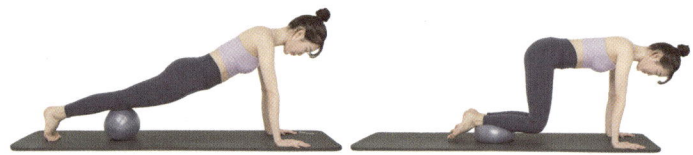

- '푸시업' 자세에서 정강이 아래 미니볼을 놓고 시작 자세를 취한다.
- 호흡을 내쉬며 미니볼을 굴려오며 무릎을 가슴 쪽으로 끌어당긴다.
- 호흡을 들이마시며 시작 자세로 돌아와 반복해서 실시한다.

Tip : 운동 중 복부를 수축하여 골반의 균형을 잡고 척추를 바르게 유지하면서 실시한다.

엘리펀트 Elephant

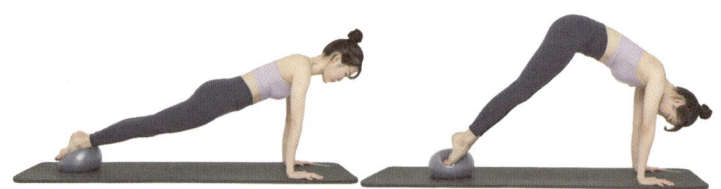

- '푸시업' 자세에서 발등 아래 미니볼을 놓고 시작 자세를 취한다.
- 호흡을 내쉬며 복부를 수축시켜 미니볼을 굴리면서 엉덩이를 위쪽으로 끌어올린다.
- 호흡을 들이마시며 시작 자세로 돌아와 반복해서 실시한다.

Tip : 복부의 힘으로 엉덩이를 들어올려 몸통의 안정성을 유지한다.

레그 풀 다운 Leg Pull Down

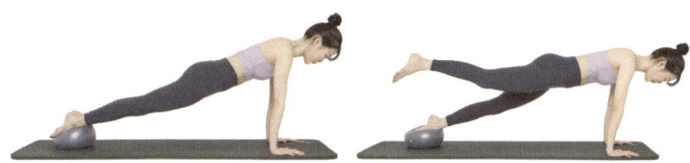

- 푸시업 자세에서 발등 아래 미니볼을 놓고 시작 자세를 취한다.
- 호흡을 내쉬며 둔근을 수축시키며 한 쪽 다리를 위로 들어올린다.
- 호흡을 들이마시며 다리를 끌어당기듯 내리고 시작 자세로 돌아와 다리를 번갈아 가면서 실시한다.

Tip : 운동 중 복부를 수축하여 골반의 균형을 유지하면서 머리부터 발끝까지 일직선이 되도록 실시한다.

런지 스트레치 투 Lunge Stretch Two

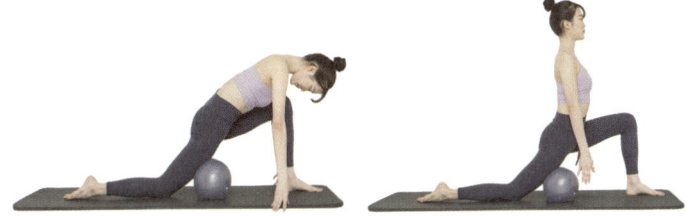

- 앞쪽 다리는 구부려서 세우고 반대쪽 다리는 무릎 아래에 미니볼을 놓고 뒤로 뻗는다. 양손은 앞쪽 발 옆에 놓은 상태로 상체를 숙이고 시작 자세를 취한다.
- 호흡을 내쉬며 무게 중심을 앞으로 이동시키며 바닥을 누르고 무릎을 펴며 상체를 들어올려 뒷다리의 고관절 굴곡근을 스트레치 한다.
- 호흡을 들이마시며 상체를 숙이고 시작 자세로 돌아와 반복해서 실시한다.

Tip : 발목과 무릎을 일직선으로 유지하며 다리를 곧게 펴면서 실시한다.

런지 스트레치 원 Lunge Stretch One

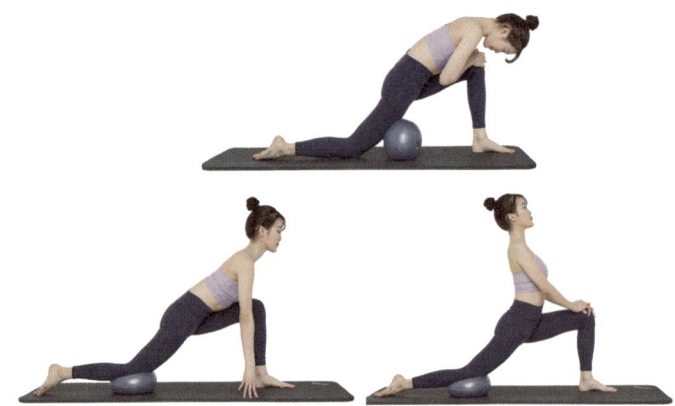

- 앞쪽 다리는 구부려서 세우고 반대쪽 다리는 허벅지 앞에 미니볼을 놓고 뒤로 뻗는다. 양손은 앞쪽 발 옆에 놓은 상태에서 상체를 숙이고 시작 자세를 취한다.
- 호흡을 내쉬며 무게 중심을 앞으로 이동시키며 바닥을 누르고 상체를 들어올린다.
- 호흡을 들이마시며 양손으로 무릎을 잡고 상체를 세워 뒷다리의 고관절 굴곡근을 스트레치 한다.
- 호흡을 내쉬며 역순으로 시작 자세로 돌아와 다리를 교차하여 반복해서 실시한다.

Tip : 척추를 길게 늘리고, 복부와 둔근의 수축을 유지하여 과도한 아치를 만들지 않게 주의한다.

Standing
(13가지)

브리딩 Breathing

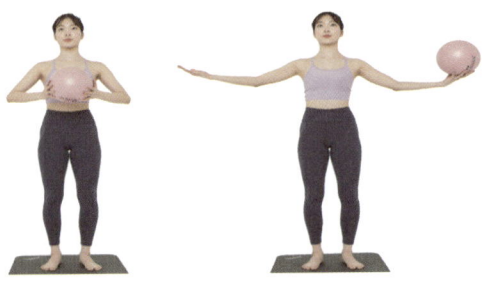

- '다리를 골반 너비로 벌리고 서서 양손으로 미니볼을 잡아 가슴 앞에 두고 시작 자세를 취한다.
- 호흡을 들이마시며 어깨 높이를 유지하며 미니볼을 한 쪽 손으로 잡고 양팔을 옆으로 크게 벌린다.
- 호흡을 내쉬며 척추를 길게 유지하고 시작 자세로 돌아온다.
- 호흡을 들이마시며 반대쪽 손으로 미니볼을 잡고 양팔을 옆으로 벌려 번갈아 가면서 실시한다.

Tip : 팔을 옆으로 뻗을 때 흉곽을 최대한 크게 확장시키며 호흡을 하는데 집중하여 실시한다.

사이드 투 사이드 Side To Side

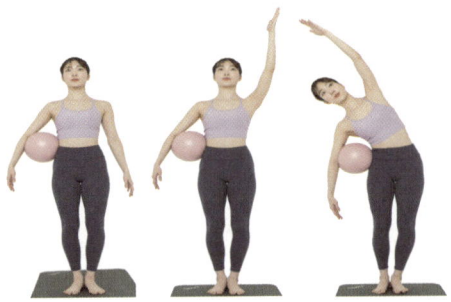

- 양발을 모으거나 필라테스 스탠스 자세로 서서 복부를 수축하여 척추를 길게 늘리고, 골반 옆에 미니볼을 놓고 한 쪽 팔을 그 위에 놓고 누르며 시작 자세를 취한다.
- 호흡을 내쉬며 미니볼을 아래쪽으로 굴리며 반대쪽 팔을 위로 뻗어 올려 상체를 기울인다.
- 호흡을 들이마시며 미니볼을 끌어올리며 뻗은 팔이 머리 위로 오게 상체를 바로 세운다.
- 반복해서 3~5회 실시 후 시작 자세로 돌아와 반대쪽 방향을 실시한다.

Tip : 팔을 옆으로 뻗을 때 갈비뼈 사이사이를 늘려주는 듯 스트레치하며 실시한다.

어라운드 더 월드 Around The World

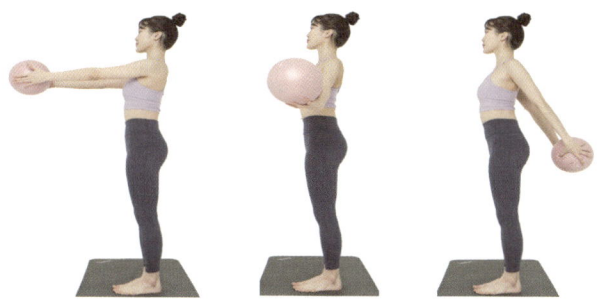

- 다리를 골반 너비로 벌리고 서서 양손으로 미니볼을 잡아 가슴 앞으로 뻗고 시작 자세를 취한다.
- 호흡을 들이마시며 미니볼을 한 쪽 손에 잡고 양쪽 팔을 시야에 들어올 만큼 옆으로 벌린다.
- 호흡을 내쉬며 미니볼을 골반 뒤로 보내 반대쪽 손으로 잡고 원을 그리며 시작 위치로 돌아온다. 한 쪽 방향으로 3~5회 실시 하고, 반대쪽 방향으로 실시한다.

> Tip : 몸통을 최대한 고정하고 움직임을 부드럽게 유지하며, 운동과 호흡의 리듬을 설정 하도록 한다.

스탠딩 스파인 트위스트 Standing Spine Twist

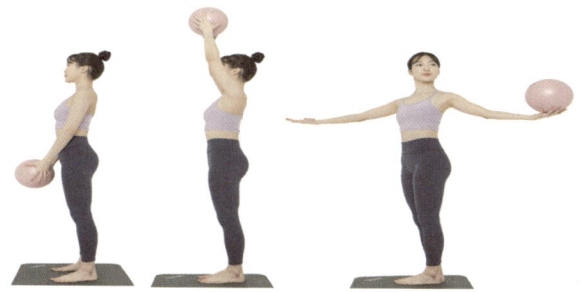

- 양발을 모으고 서서 미니볼을 골반 앞에 두고 양손으로 잡아 시작 자세를 취한다.
- 호흡을 들이마시며 미니볼을 머리 위로 들어올리면서 미니볼을 천천히 누른다.
- 호흡을 내쉬며 골반을 고정하고, 한 쪽 손에 미니볼을 잡고 양팔을 옆으로 벌려 한 쪽 방향으로 회전한다.
- 호흡을 들이마시며 양팔을 머리 위로 들어올리며 몸통을 정면으로 회전 시킨다.
- 호흡을 내쉬며 반대쪽 방향으로 실시하고 양쪽을 번갈아 가면서 3~5회 실시한다.

> Tip : 팔을 옆으로 열 때 멀리 뻗어내며, 몸통이 회전할 수 있는 것보다 더 많이 벌리지 않도 록 주의한다.

스쿼트 Squats

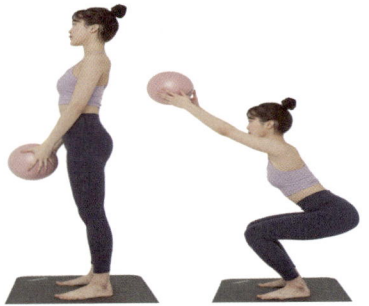

- 골반 너비로 서서 미니볼을 골반 앞에 두고 양손으로 잡아 시작 자세를 취한다.
- 호흡을 내쉬며 골반을 뒤로 빼서 의자에 앉듯이 내려가며 팔은 사선 방향으로 최대한 들어올린다.
- 호흡을 들이마시며 접혔던 골반을 펴며 시작 자세로 돌아와 5~10회 반복해서 실시한다.

Tip : 바닥에서 뒤꿈치가 들리지 않게 주의하며, 척추의 정렬을 유지하며 실시 한다.

스탠딩 캣 스트레치 Standing Cat Stretch

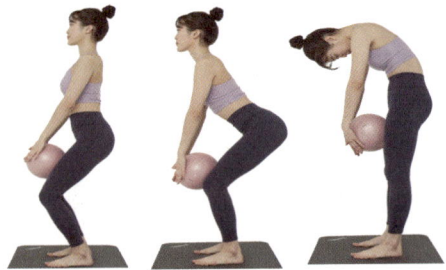

- 양발을 모아 서서 무릎을 구부려 미니볼을 허벅지 앞에 두고, 양손으로 누르고 시작 자세를 취한다.
- 호흡을 내쉬며 미니볼을 눌러 무릎 쪽으로 굴리며 엉덩이를 사선 위쪽으로 보내고, 가슴을 들어 올려 허리에 아치를 만들어 준다.
- 호흡을 마셨다 내쉬며 미니볼을 눌러 팔꿈치를 옆으로 구부려 끌어올리면서 복부를 수축하고 꼬리뼈부터 말아 골반을 열어주며 시작 자세로 돌아와 3~5회 반복해서 실시한다.

Tip : 발에 체중을 고르게 분포되게 하고, 척추를 분절하며 실시해야 한다.

포워드 밴드 메리디안 Forward Bend Meridian

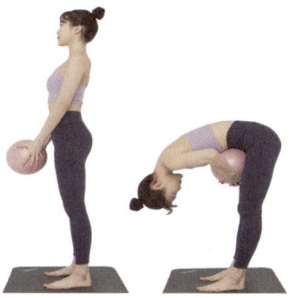

- 다리를 골반 너비로 벌리고 서서 미니볼을 복부 앞에 두고 양손으로 잡아 시작 자세를 취한다.
- 호흡을 내쉬며 미니볼을 몸 쪽으로 부드럽게 누르며 척추를 분절하여 상체를 숙이고 호흡을 3~5회 반복한다.
- 호흡을 내쉬며 척추를 분절하여 천천히 시작 자세로 돌아와 2~3회 반복해서 실시한다.

> Tip : 복부의 코어 근육과 골반저근을 강화하며, 후면 근육 전체를 늘리며 실시해야 한다.

메리디안 스트레치 Meridian Stretch

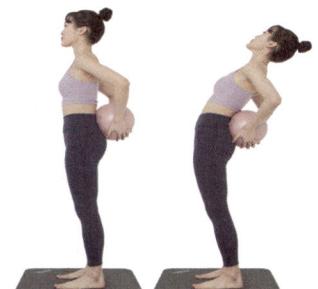

- 다리를 골반 너비로 벌리고 서서 허리 뒤에 미니볼을 두고 양손으로 잡아 시작 자세를 취한다.
- 호흡을 내쉬며 볼로 허리를 누르며 골반을 앞으로 내밀어 상체를 신전하고 호흡을 3~5회 반복한다.
- 호흡을 내쉬며 복부를 당기고 미볼로 등을 누르며 천천히 시작 자세로 돌아와 2~3회 반복해서 실시한다.

> Tip : 흉골을 위로 들어올리며 목에 긴장이 느껴지지 않게 턱을 조금씩 잡아당기며 실시한다.

스탠딩 포워드 밴드 Standing Forward Bend

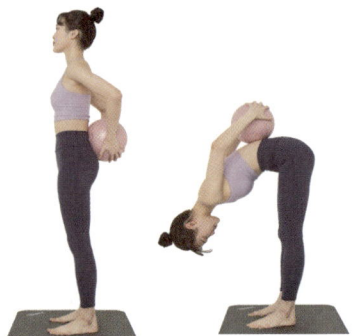

- 다리를 골반 너비로 벌리고 서서 허리 뒤에 미니볼을 두고 양손으로 잡아 시작 자세를 취한다.
- 호흡을 내쉬며 미니볼을 부드럽게 누르며 상체를 숙여 호흡을 3~5회 반복한다.
- 호흡을 내쉬며 복부를 당기고 미니볼로 등을 누르며 천천히 시작 자세로 돌아와 2~3회 반복해서 실시한다.

Tip : 척추 사이에 공간이 생길 수 있도록 척추를 길게 늘리며 실시한다.

스탠딩 포워드 밴드 리치 Standing Forward Bend Reach

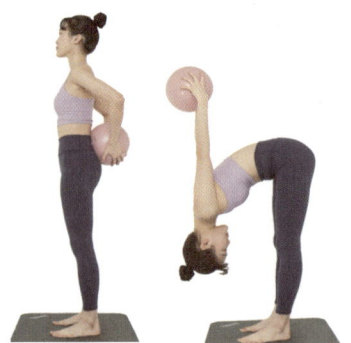

- 다리를 골반 너비로 벌리고 서서 허리 뒤에 미니볼을 두고 양손으로 잡아 시작 자세를 취한다.
- 호흡을 내쉬며 미니볼을 누르고 등 뒤로 들어올리면서 상체를 숙여 호흡을 3~5회 반복한다.
- 호흡을 내쉬며 복부를 당겨 천천히 시작 자세로 돌아와 2~3회 반복해서 실시한다.

Tip : 목에 힘을 빼고 편안하게 유지하고 필요한 경우 무릎을 살짝 구부리고 진행한다.

플리 스트레치 Plie Stretch

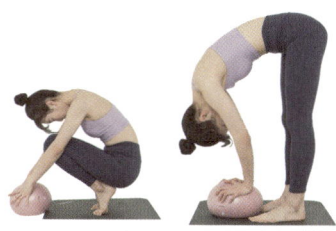

- 다리를 모아 쪼그리고 앉아 미니볼 위에 양손을 놓고 상체를 구부린 상태에서 시작 자세를 취한다.
- 호흡을 내쉬며 미니볼을 누르며 발뒤꿈치를 바닥에 놓고 무릎을 펴면서 엉덩이를 들어올린다.
- 호흡을 들이마시며 무릎을 구부리면서 시작 자세로 돌아와 반복해서 실시한다.

Tip : 운동 중 체중이 손과 발에 골고루 분포 될 수 있도록 실시한다.

브리딩 트리 Breating Three

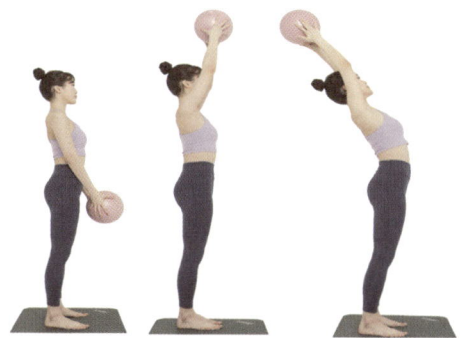

- 다리를 모으고 서서 미니볼을 골반 앞에 두고 양손으로 잡아 시작 자세를 취한다.
- 호흡을 내쉬며 미니볼을 잡고 있는 팔을 머리 위로 들어올려 상체를 신전시킨다.
- 호흡을 들이마시며 머리 위 팔을 내리며 시작 자세로 돌아와 반복해서 실시한다.

Tip : 운동 중 무릎이 과신전 되지 않게 주의하고, 고관절 앞쪽을 열어주며 스트레칭 하며 실시한다.

롤링 테이블 탑 Rolling Table Top

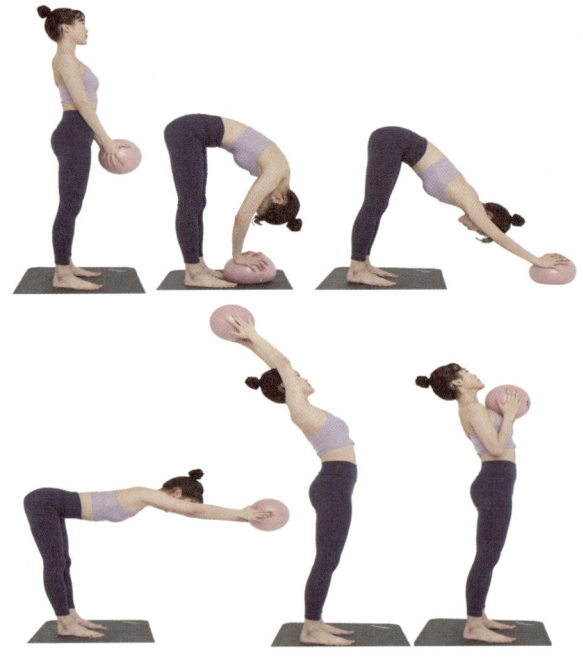

- 다리를 모으고 서서 미니볼을 골반 앞에 두고 양손으로 잡아 시작 자세를 취한다.
- 호흡을 내쉬며 척추를 분절하며 상체를 숙여 미니볼을 바닥에 놓고 앞으로 굴린다.
- 호흡을 들이마시며 미니볼을 잡고 있는 팔을 머리 위로 들어올려 상체를 세우고 분절하여 올라와 신전시킨다.
- 호흡을 내쉬며 팔을 가슴 쪽으로 내리고 시작 자세로 돌아와 반복해서 실시한다.

Tip : 운동 중 복부를 계속 수축하며, 운동과 호흡의 리듬을 조절하며 실시한다.